Die 12 Meridiane: seitengleich links und rechts

Lu	= Lungen-Meridian	I. Energiekreislauf
Di	= Dickdarm-Meridian	
M	= Magen-Meridian	
MP	= Milz-Pankreas-Meridian	
H	= Herz-Meridian	II. Energiekreislauf
Dü	= Dünndarm-Meridian	
B	= Blasen-Meridian	
N	= Nieren-Meridian	
KS	= Kreislauf-Meridian	III. Energiekreislauf
3E	= 3 Erwärmer-Meridian	
G	= Gallenblasen-Meridian	
Le	= Leber-Meridian	

2 Sondermeridiane: Mitte

Lg = Lenkergefäß-Du mai(YANG)-Rücken

Kg = Konzeptionsgefäß-Ren mai(YIN)-vorne

SOFORTHILFE MIT AKUPRESSUR

für
Schulärzte, Lehrer, Schüler
und Laienhelfer

von

Med.-Rat Dr. Hermine Tenk

4. Auflage

1998

VERLAG WILHELM MAUDRICH
WIEN–MÜNCHEN–BERN

Umschlaggestaltung: Doris Berndl, Wien

Einige Abbildungen sind dem Buch: Tenk, Hermine: Punktmassage für die Erste Hilfe und Energieausgleich, Verlag des Österreichischen Kneippbundes, Leoben, mit freundlicher Genehmigung des Verlages entnommen worden.

Filmsatz und Offsetdruck: Ferdinand Berger & Söhne Gesellschaft m. b. H., 3580 Horn, Wiener Straße 80

ISBN 3-85175-708-4

INHALT

Die 12 Meridiane I
Vorwort 3

Einführung 9
Theoretische Grundlage der Akupunktur 12
Methoden und Technik der Akupunktur 18

Praktischer Teil 19
Individuelle Körpermaße 20
Unfall-Schock, Ohnmacht, Anfallsleiden–Epilepsie, Fieberkrämpfe, akute Kreuzschmerzen (Lumbago) 22
Kreislaufkollaps, Kreislaufschwäche, Lampenfieber, Reiseangst, Erbrechen, Schluckauf 24
Nasenbluten 26
Zahnschmerzen, Kiefersperre 28
Allergischer Schnupfen, allergische Halsschmerzen (Kratzen) . . . 30
Allergische Augenentzündung, allergischer Juckreiz und Ausschlag 32
Allergisches Asthma bronchiale, Pseudokrupp, Reizhusten 34
Akuter Durchfall, Koliken 36
Verstopfung, Ödeme 38
Unterschiedliche Koliken 40
Kopfschmerzen
– Stirnkopfschmerzen 42
Kopfschmerzen
– Seitlich: Migräne mit Erbrechen
– Scheitel- und Hinterhauptkopfschmerzen 44
Akute Hüftgelenksschmerzen, Hexenschuß (Lumbago), Nackensteifigkeit 46
Wadenkrämpfe, Schulterverletzungen, Brustkorbprellungen 48
Akute Harnverhaltung, psychosomatische Störungen (Angst, Schlaflosigkeit) 50
Einnässen bei Tag und bei Nacht, Einkoten 52

Chinesische Augenmassage 54
Vorbeugende regulierende Massage bei Anfälligkeit für
Erkältungen 56

Literatur 58
Erklärung der Fachausdrücke 59
Naturfunktionskreise der 5 Elemente 60

VORWORT

In der Schule können jederzeit akute Erkrankungen und Notfälle auftreten, die ein möglichst frühzeitiges Eingreifen erfordern. Bis zum Eintreffen von Arzt oder Rettung ist eine fachgerechte Erste-Hilfe-Leistung von wesentlicher Bedeutung.

Die von einer erfahrenen Kinder- und Schulärztin vorgestellte Möglichkeit, die Erste-Hilfe-Leistung durch Akupressur zu unterstützen, ist als wesentliche Bereicherung anzusehen.

Diese wertvolle Hilfe soll in guter Zusammenarbeit von Schulärzten/innen und Lehrer/innen zum Nutzen der Schülerinnen und Schüler Österreichs eingesetzt werden

Dr. Rudolf Scholten

Bundesminister für Unterricht und Kunst

GELEITWORT

Dieses Buch stellt einen völlig neuen Schritt in der Ausbildung von Lehrern und Schülern in erster Hilfe dar, da hier erstmals bewährte Methoden der traditionellen chinesischen Medizin, wie sie schon lang im Fernen Osten in den Schulen benützt werden, auch für unseren Bereich nutzbar gemacht werden.

Der Lehrer ist oft gezwungen, in Situationen erste Hilfe zu leisten, in denen ärztliche Hilfe gar nicht oder erst sehr viel später zu erreichen ist, etwa auf einem Wandertag oder Skikurs. Hier kann eine Punktmassage sehr wertvolle Dienste leisten.

Aber auch im Schulalltag gibt es zahlreiche Situationen, in denen der Lehrer froh ist, helfen zu können, ohne zu Medikamenten greifen zu müssen, ich denke nur an die häufigen Kopfschmerzen, Übelkeit und Bauchschmerzen oder – in höheren Klassen – Menstruationsbeschwerden.

Ein wichtiger Punkt der Gesundheitserziehung in den Schulen ist die Vorbeugung; gerade sie ist aber auch eine Domäne der Naturheilmethoden. Dementsprechend stellt Frau Dr. Tenk hier auch eine vorbeugende regulierende Massage bei Erkältungsanfälligkeit und vor allem die wichtige „Augenmassage" vor, von deren wirkungsvollem Einsatz ich mich selbst in chinesischen Schulen überzeugen konnte.

Vieles von dem Gezeigten ist natürlich nicht nur für den Schüler anwendbar. So wird schließlich der Lehrer selbst für sich vieles aus diesem Büchlein verwenden können. Aber auch der Schularzt wird das Buch mit Genuß durcharbeiten können und daraus Gewinn für seine eigene Praxis ziehen. Für uns ist wichtig, daß Frau Dr. Tenk sowohl eine erfahrene Kinderärztin als auch eine hervorragend ausgebildete Akupunkteurin ist, sodaß ihre Ratschläge auf einer soliden medizinischen Grundlage fußen.

Das Buch wird seinen Weg machen.

Doz. Dr. Max Haidvogl

Leiter des Schulärztlichen Dienstes der Stadt Graz

VORWORT
zur 2. Auflage

Daß bereits innerhalb eines Jahres eine 2. Auflage erfolgt, beweist das große Interesse an diesem Problem.
Das Buch hat sich als Kursunterlage bestens bewährt. Von Kollegen im In- und Ausland erhalte ich laufend Mitteilungen, daß Kurse in Volkshochschulen, Elternvereinen und verschiedenen Interessensgruppen gehalten werden. Es ist zu hoffen, daß die Schockpunkte der Umschlagseite sehr bald in die allgemeinen Erste-Hilfe-Kurse eingebaut werden.
Allen Interessenten wünsche ich viel Freude und Erfolg mit dieser Methode.

Baden, August 1992

Medizinalrat Dr. Hermine Tenk

VORWORT
zur 4. Auflage

Ich erhalte immer noch viele Anfragen aus dem In- und Ausland. Auch interessierte Laien fragen mich um Erlaubnis, zu diesem Buch Kurse halten zu dürfen. In vielen Gesprächen gibt es positive Reaktionen. Kleine Ergänzungen erfolgten aufgrund von Patientenanfragen. Ich bin überzeugt, daß in Zukunft Akupunktur und Akupressur ein integrierter Bestandteil unserer Medizin sein werden.

Baden, Juni 1998

Medizinalrat Dr. Hermine Tenk

VORWORT DER AUTORIN

Bereits als Schulärztin wurde ich vom Elternverein ersucht, etwas von meinem chinesischen medizinischen Erfahrungsschatz für ihre Kinder in der Schule anzuwenden. Damals praktizierten wir die chinesische Augenmassage. Diese wurde von einigen Lehrern konsequent und erfolgreich nach der zweiten Unterrichtsstunde durchgeführt.

Nun wurde ich von verschiedenen Seiten gebeten, ein handliches, übersichtliches Buch für die Soforthilfe mittels Akupressur zu schreiben. In vielen Laienkursen konnte ich feststellen, wie wichtig es ist, diese Methode der Soforthilfe in vielen unangenehmen Situationen nicht nur Ärzten sondern auch Laien zu vermitteln.

Z. B. teilte mir eine ältere Dame mit, daß sie von einem Sessellift gestürzt war und schon fast bewußtlos war. Sie drückte rasch den Schockpunkt **Lg 26** unter der Nase (Titelbild), sie blieb bei Bewußtsein und konnte sich festhalten und dadurch einen Absturz verhindern. „Ihnen habe ich mein Leben zu verdanken", schloß sie ihre Ausführungen.

Gerade in der Schule ist immer etwas los. Da gibt es Kollaps bei langem Stehen, besonders bei Kindern, die rasch wachsen und niedrigen Blutdruck haben. Erbrechen beim Autobusfahren zum Skikurs ist keine Seltenheit. Viele Stürze beim Turnunterricht oder beim Pausentumult sind alltäglich.

Es wäre daher vorteilhaft, wenn nicht nur Schulärzte, sondern auch Lehrer und ältere Schüler mit der Anwendung der Akupressur als Soforthilfe vertraut wären. Von erfahrenen Kollegen wurde mir mitgeteilt, daß die Kenntnis weniger, aber wichtiger Punkte für die vielen Laienhelfer eine große Hilfe sein könnte.

In chinesischen Schulen werden die Kinder schon sehr früh mit den Grundlagen der jahrtausendealten Heilmethoden der traditionellen chinesischen Medizin (TCM) vertraut gemacht. Ich konnte selbst bei meinen mehrmaligen Besuchen in China sehen, wie gründlich und ernsthaft der Unterricht in der TCM erfolgte und aufgenommen wurde.

Ich habe mich bemüht zu zeigen, daß man mit wenigen, leicht auffindbaren und merkbaren Punkten in unerwartet kritischen Situationen raschest helfen kann, noch ehe alle modernen medizinischen Methoden vorhanden sind. Dieser Weg wird auch in der chinesischen medizinischen Fachliteratur aufgezeigt.

Es ist für mich selbstverständlich, daß man damit alle Möglichkeiten der ersten Hilfeleistung nach unserer westlichen Medizin unterstützen und manchmal sogar verbessern kann.

Ich konnte mich nur sehr knapp mit der theoretischen Einführung befassen und verweise daher auf die Literaturangaben. Da gerade in Österreich die Akupunktur bereits eine anerkannte Heilmethode im Sinne der Ganzheitsmedizin ist, wird auch das Interesse daran, was denn bei dieser Behandlung im Körper geschieht, immer größer.

So wünsche ich allen an dieser Methode interessierten Lesern viel Erfolg und möglichst wenige kritische Situationen für sich selbst.

Für die Anregung zu diesem Buch und die vorzügliche Ausstattung danke ich Herrn Dir. G. Grois und Frau G. Hexel vom Verlag Maudrich. Ebenso danke ich Frau Oberrat Dr. Astrid Neumüller für die Unterstützung und Beratung. Herrn Univ.-Doz. Dr. Max Haidvogl, der selbst mehrmals in China war, danke ich für die Korrektur des Manuskripts. Ferner danke ich sehr dem Präsidenten der Wiener Internationalen Akademie für Ganzheitsmedizin, Herrn Univ.-Prof. Dr. Stacher, für die Förderung der TCM. In dieser Akademie halte ich regelmäßig Kurse für die praktische Anwendung der Akupressur.

Baden, Juni 1991

Medizinalrat Dr. Hermine Tenk

EINFÜHRUNG

Akupressur oder Punktmassage sind technische Formen der Akupunktur und Moxibustion, d.h. Stechen und Brennen (Erwärmen von Punkten) und wird chinesisch als „Zhen Jiu" bezeichnet. Wir gehen dabei genau nach den Regeln der Akupunktur vor. Diese ist aber nur ein Teil der sogenannten „traditionellen chinesischen Medizin" (TCM). Dazu gehören noch die umfangreiche Kräutermedizin, die richtige Ernährung und die Bewegungstherapie mit Atemtechniken wie „Qi Gong" und „Taiji Quan", bei uns als „Schattenboxen" bekannt. All diesen Therapieformen liegt ein System zugrunde, das auf dem Verstehen der engen Wechselbeziehung zwischen Mensch (Mikrokosmos) und Natur (Makrokosmos) aufgebaut wurde. Im Verlauf von Jahrtausenden wurde die anfangs mystische und subtile Methode durch genaue Beobachtungen an sehr sensiblen Menschen verfeinert. Die reichen Erfahrungen wurden erstmals im 3. Jh. v. Chr. im *„Neijing"* zusammengefaßt. 1968 fand man bei archäologischen Ausgrabungen in der Provinz „Hopei" im Grab von Lieu Scheng, einem Fürsten der westlichen Han-Dynastie um 200 v. Chr., fünf goldene und vier silberne Akupunktur-Nadeln. Diese neun verschiedenen Nadeln wurden für verschiedene Techniken verwendet, z.B. die Dreikantnadel für den Mikroaderlaß. 1973 wurde ebenfalls in einem Han-Grab Nr. 3 bei Changsa (168 v. Chr.) ein Seidenbild gefunden mit zahlreichen Darstellungen gymnastischer Übungen, die dem „Qi Gong" und „Taiji" entsprechen. Daneben fand man taoistische, medizinische, astronomische und geographische Schriften.

Auch in der uns näher liegenden antiken Medizin der Griechen finden wir die Grundlagen der TCM vor. So verordnete Hippokrates von Kos (455–370 v. Chr.): Diät, Wasserkuren, Atemtechnik, Heilgymnastik, Massage und reichlich sportliche Betätigung. Den „Hippokratischen Eid" muß noch heute jeder Mediziner bei der Promotion ablegen.

Unsere heutigen Vorstellungen einer gesunden Lebensweise decken sich also mit den Grundlagen der antiken und fernöstlichen Medizin.

Im Ursprungsland China hat die TCM viele Höhen und Tiefen erlebt. Im vorigen Jahrhundert bestand der Trend zur westlichen Medizin und die Akupunktur wurde hauptsächlich auf dem medizinisch unterversorgten

Land von Medizinmännern durchgeführt. In unserem Jahrhundert erlebte die TCM einen nie geahnten Aufschwung. Durch die Einführung in die Anästhesie konnten die Forschungen intensiviert werden. Der Beweis der Akupunkturwirkung über das Zentralnervensystem (ZNS) war erfolgt.

In den Westen kam das Wissen um die Akupunktur sehr spät. 1682 verfaßte der deutsche Arzt Andreas Cleyer in Frankfurt eine umfassende Schrift über diese fernöstliche Heilmethode. Vielleicht werden künftige Forscher doch noch frühere Zusammenhänge zwischen unserer alten Volksmedizin und den fernöstlichen Weisheiten aufdecken.

Durch die Intensivierung der Reisetätigkeit in der zweiten Hälfte unseres Jahrhunderts kam es auch zu engeren wissenschaftlichen und wirtschaftlichen Beziehungen mit China. Ich war 1973 erstmals in diesem interessanten Land und konnte die Anwendung der Akupunktur als Narkose und als Therapie an der großen Universitäts-Kinderklinik in Peking kennenlernen. Bereits 25 Jahre Ärztin, erkannte ich sehr bald die großen Möglichkeiten für die Kombination der östlichen und westlichen Heilmethoden.

Es waren die Eltern meiner Patienten, die mich drängten, mich intensiv mit der TCM zu befassen. Da das kindliche Gewebe besonders gut reagiert, konnte ich die unterschiedlichen Reaktionen, die von verschiedenen Punkten ausgingen, feststellen. Dies führte zu einer entscheidenden Grundlagenforschung.

Auf der Neurologischen Abteilung in Lainz bei Prof. Dr. Birkmayer konnten wir mit dem Biochemiker Prof. Dr. Riederer diese von mir festgestellten unterschiedlichen Reaktionen erstmals im Harn von Patienten vor und nach der Akupunktur durch biochemische Untersuchungen nachweisen.

Wir konnten (1975) beweisen, daß die krampflösende Wirkung des Punktes Le 3 = Taichong = höchster Angriff zur verstärkten Ausscheidung von 5-Hydroxy-Indolessigsäure, einem Stoffwechselprodukt von *Serotonin* führt. Diese Substanz ist ein Neurotransmitter und spielt eine wichtige Rolle für Schlaf, Muskelkrämpfe und Bronchialspasmen, d.h. sie kann auch zu Asthma führen. Wir vermeiden diesen Punkt deshalb bei der Asthmabehandlung mit Akupunktur.

Wir fanden auch, daß nach zehn Behandlungen keine chemischen Reaktionen mehr signifikant waren*. Dies deckt sich mit den späteren Forschungen von Professor Han, dem Leiter des Physiologischen Instituts in Peking, der die Bildung von körpereigenen Hemmstoffen nach längerer Akupunkturbehandlung feststellte. Es beweist, daß man nach ca. zehn Akupunkturbehandlungen eine Pause einschalten muß. Nach ein bis zwei Wochen Pause kann bei Notwendigkeit eine zweite Serie durchgeführt werden. Dies ist aber nur bei chronischen Krankheiten notwendig. Es kommt sehr oft vor, daß überhaupt nur *eine* Akupunkturbehandlung notwendig ist.

Andere Forschungen bewiesen eine Veränderung des elektrischen Hautwiderstandes an den Akupunkturpunkten. Besonders sensible Menschen spüren bei der Nadelung eine fortleitende „Sensation", die man als De-Qi-Gefühl bezeichnet. Kinder beschreiben dies so: „Da ist jetzt eine Ameise gelaufen!" Durch diese sensiblen Reaktionen konnte man den Verlauf der Meridiane genau feststellen.

Die Akupunkturwirkung ist an intakte periphere Nerven gebunden. Viele Forschungen in Ost und West konnten die Wirkung der Akupunktur in fünf Ebenen einteilen:

1. Mikroreflexzone um den Punkt,
2. in den Rückenmarksegmenten über spinale Reflexbogen,
3. höhere Zentren des ZNS, wie die Formatio reticularis,
4. Mittelhirn – Thalamus – Hypophyse – limbisches System,
5. über die Hirnrinde – durch EEG-Studien nachgewiesen

Doch nun eine kurze Darstellung der Akupunkturtheorie.

---

*) Diese Studie wurde im Ausland wiederholt und bestätigt!
Sie gilt heute als Durchbruch im Beweis der Akupunkturwirkung.

Theoretische Grundlage der Akupunktur

Auch wenn wir uns bei der Soforthilfe nur mit bestimmten **Erfahrungspunkten** befassen, ist es sicher interessant zu wissen, wie dieses System entwickelt und aufgebaut wurde.

Die Akupunktur ist eine **Ordnungstherapie.** Wie in der Mathematik **plus** und **minus** werden **YIN** und **YANG** – alte philosophische Begriffe – zur Systematisierung in der Diagnostik und Therapie angewendet.

YIN:	Natur	= Erde, Wasser, Nacht, Ruhe, minus;
	Mensch	= unten, vorne, innen, Organ, Frau, Parasympathikus.
YANG:	Natur	= Himmel, Feuer, Tag, Bewegung, plus;
	Mensch	= oben, Rücken, außen, Funktion, Mann, Sympathikus.

Funktionelle Störungen in unserem Körper – d.h. alle Befunde zeigen noch Normwerte und man fühlt sich trotzdem nicht gesund –, können Ausdruck von Störungen im YIN-YANG-Zustand der Organe und Meridiane sein. Zuviel oder zuwenig von YIN und YANG kann diese funktionellen Störungen auslösen. Diese können Ursache späterer Organerkrankungen sein, wenn sie nicht ausgeglichen werden. Mit den verschiedenen Techniken der Akupunktur ist dies sehr oft mit einer einzigen Behandlung möglich. Es ist, als ob ein Elektriker eine Schaltung wieder in Ordnung bringt. Ist das Gleichgewicht von YIN und YANG wiederhergestellt, werden alle Organe wieder normal „funktionieren".

Für diese Störungen gibt es viele Ursachen: äußere und innere.

In der **5-Elementen-Lehre** oder den **5 Wandlungsphasen** erkennt man die Zusammenhänge der Organe mit den Elementen, den meteorologischen Faktoren, den psychischen Faktoren und den Sinnesorganen. (Tab., Seite 60/61)

Leber/Galle	= Auge, Zorn, Wind, Holz, Frühling, grün, Nerven sauer.
Herz/Dünndarm	= Zunge, Freude, Hitze, Feuer, Sommer, rot, Gefäße, bitter.

Milz/Magen	=	Mund/Lippen, (Nach)denken, Feuchtigkeit, Erde, gelb, Muskelernährung, süß.
Lunge/Dickdarm	=	Nase, Trauer, Trockenheit, Metall, Herbst, weiß, Haut/Haare, scharf.
Niere/Blase	=	Ohr, Angst, Kälte, Wasser, Winter, schwarz, Knochen/Zähne, salzig.

Störungen in diesen Zusammenhängen spielen als Krankheitsursache eine bedeutende Rolle.

Andere Krankheitsursachen sind: Fehlernährung, Umwelteinflüsse, Unfälle, Streß etc.

Diesen beiden Gesetzen von YIN-YANG und den 5 Wandlungsphasen unterliegen auch die **inneren Organe** (Leber, Herz, Kreislauf, Milz/ Pankreas, Lunge, Niere) = ZANG – YIN = Ruhe und die **Hohlorgane** (Gallenblase, Dünndarm, 3 Erwärmer/Sanjiao, Magen, Dickdarm, Blase) = FU = YANG = Funktion/Bewegung.

Diesen Organen und Hohlorganen entsprechend verlaufen an der Körperoberfläche und in tieferen Muskelschichten die gleichbenannten **Meridiane mit Kollateralen.** Dies sind nicht sichtbare, doch fühlbare und elektrisch meßbare Leitlinien, auf denen die sogenannten Akupunkturpunkte liegen.

Diese Meridiane verlaufen beiderseits in 6 Paaren oder 12 Meridianen. Die **YIN-Meridiane** verlaufen auf der **Innenseite von Armen und Beinen** und die **YANG-Meridiane** verlaufen auf der **Außenseite.**

3 YIN-Meridiane:	Lunge – Herz – Kreislauf ziehen von der Brust zur Hand, von dort ziehen
3 YANG-Meridiane:	Dickdarm – Dünndarm – 3 Erwärmer zum Kopf. Dieser ist absolut YANG = Himmel – Mensch – Erde! Vom Kopf ziehen außen am Körper zu den Füßen
3 YANG-Meridiane:	Magen – Blase – Gallenblase. An den Füßen erfolgt die Umschaltung von YANG zu YIN. Es ziehen an der Innenseite der Beine
3 YIN-Meridiane:	Milz/Pankreas – Niere – Leber zur Brust.

Diese drei Energiekreisläufe haben im 24-Stunden-Rhythmus ihre Maximalzeiten:

I.	*Lunge*	*Dickdarm*	*Magen*	*Milz/Pankreas*
	3–5 Uhr	5–7 Uhr	7–9 Uhr	9–11 Uhr
II.	*Herz*	*Dünndarm*	*Blase*	*Niere*
	11–13 Uhr	13–15 Uhr	15–17 Uhr	17–19 Uhr
III.	*Kreislauf*	*3Erwärmer**	*Gallenblase*	*Leber*
	19–21 Uhr	21–23 Uhr	23–1 Uhr	1–3 Uhr

Neben diesen 12 Meridianen gibt es noch *8 Sondermeridiane,* von denen für uns nur zwei wichtig sind:

– Der YANG-Sondermeridian in der Rückenmitte verläuft von unten nach oben über den Kopf und die Nase zur Oberlippe = **Lenkergefäß Lg** oder Du Mai.
– Der YIN-Sondermeridian verläuft vorne in der Mitte von unten nach oben zum Kinngrübchen = **Konzeptionsgefäß Kg** oder Ren Mai.

Auf beiden Sondermeridianen werden wir wichtige Punkte kennenlernen.

Zwischen den Meridianen eines Energiekreislaufes gibt es eine *Innen (YIN)-außen(YANG)-* und eine *Oben-unten-Verbindung.*

	YIN	YANG	ARM	BEIN	Name des Meridian-paares	
ARM	Lunge Kreislauf Herz	Dickdarm 3E Dünndarm	Lunge Kreislauf Herz	Milz Leber Niere	TaiYIN JueYIN ShaoYIN	YIN
BEIN	Milz Leber Niere	Magen Gallenblase Blase	Dünndarm 3E Dickdarm	Blase Gallenblase Magen	TaiYANG ShaoYANG YANGMing	YANG

Diese Koppelung der Meridiane ist für die Therapie wichtig.

*) Der 3Erwärmer oder Sanjiao entspricht keinem eigenen Organ. Er wird zur Unterstützung der Therapie von: Brust, Oberbauch und Unterleib verwendet. Kurzbezeichnung 3E.

Durch die **Innen-außen**-Verbindung können wir **Fülle** und **Leere** in den Organen und Meridianen regulieren d.h. YIN und YANG ausgleichen. Damit haben wir auch die Möglichkeit, den **Qi-Fluß** zu regulieren. Dort, wo das Qi gestaut ist, gibt es Schmerzen! Dr. Voll, ein deutscher Arzt und Begründer der Elektro-Akupunktur (EAV) sagte: „Schmerz ist der Schrei nach fließender Energie!"

Auf der **Oben-unten**-Koppelung können wir die Wirkung eines Meridianpaares besonders durch die **Fernpunkte** verstärken.

Was ist nun Qi? Wir sprechen vom Energiefluß im Körper und dessen Störungen. Qi ist nicht sichtbar, es fließt als Lebenskraft im Organismus jedes Lebewesens. Vereinfacht sprechen wir immer von der Lebensenergie, doch handelt es sich richtiger um die Lebensfunktion, die funktionelle Aktivität.

Aus der Sicht der TCM haben unsere **Organe besondere Funktionen** (Tab., Seite 60/61):

Leber – Auge, Kontrolle der Nerven-Muskel-Sehnenfunktion,

Herz – Zunge, Blutkreislauf, Beziehung zu Gehirn, Bewußtsein, Psyche, Schlaf, Sprache,

Milz/Pankreas – Lippen, Wasserhaushalt im Gewebe, Ödeme, Muskelernährung,

Das Qi von MP/M hält die inneren Organe in normaler Funktion.

Die ausgewogene Funktion von Milz/Pankreas und Magen ist die Quelle der Gesundheit.

Lunge – Nase, Atemfunktion, Haut und Haare als Körperschichte,

Niere – Ohr! Diese hat im Akupunktursystem eine übergeordnete Bedeutung d.h. entsprechend dem Organ und dem Hormonsystem, YIN-YANG-Bipolarität.

YIN-Niere = Gehirn, Knochenmark, Blutbildung und Knochensystem entsprechen diesem System. Sie enthält auch die uns angeborene Urenergie, die wir über die Ernährung erhalten, aber **nicht** vermehren können. Damit sind die Grenzen unserer Leistung zu erklären.

YANG-Niere = bewirkt die Harnausscheidung und den Wasserhaushalt, kontrolliert das Lungen-Qi und unterstützt dadurch die Lungenfunktion. (Nebenniere – Hormonsystem).

In der ältesten schriftlichen Aufzeichnung, dem **Neijing** steht:
Die Willensstärke ist abhängig von der Nierenenergie.
Die Niere bildet ein Energiereservoir für die inneren Organe.
Die reine geistige Energie des Menschen ist in den Nieren gespeichert.

Wenn die Nierenenergie schwach ist, hat der Mensch ein Kältegefühl am ganzen Körper; dies kann sein: angeboren, nach langer, schwerer Krankheit, Erschöpfung oder im Alter.

Die Niere ist die angeborene Wurzel der Gesundheit!
Milz/Pankreas und Magen haben die Aufgabe, über die Ernährung diese Kraft zu erhalten!

Die außerordentlichen Fu:

Gehirn: Es erhält seine Energie von der Niere, wird dominiert vom Herz (Geist, Mentalität, Sprache) und die Qi-Funktion wird durch die Leber (Chemiehaushalt, Neurotransmitter etc.) angeregt. Lenkergefäß = Lg.

Uterus: Er steht in Verbindung zur Energie der YIN-Niere, die Leber sorgt für die Blutfunktion. Konzeptionsgefäß = Kg.

Diese Darstellung und Vorstellung von den Funktionen der Organe und den ihnen zugeordneten Meridianen enspricht nicht den Vorstellungen der westlichen Medizin. Bei genauerer Kenntnis des Systems lassen sich die Therapiekonzepte verstehen und mit neuen wissenschaftlichen Methoden chemische, physikalische und histologisch-anatomische Bestätigungen für die altchinesischen Vorstellungen finden.

Vor jeder Akupunkturtherapie ist eine genaue westliche Abklärung und Diagnose erforderlich. Zusätzlich gibt die genaue Befragung des Patienten bereits die Hinweise für die chinesische Diagnostik:

Verlauf der Krankheit: akut oder chronisch,

Ursache: Hitze oder Kälte,

Art der Erkrankung: außen **(im Meridianverlauf)** oder innen (**im Organ**), besteht ein **Mangel oder Überschuß** an YIN oder YANG?

Danach kann man bereits einen Hinweis auf Meridian und Punkte bekommen.

Ferner werden beurteilt: die **Zunge** und der **Belag,** die **Stimme** und ob der **Geruch** von Haut, Schweiß und Sekreten verändert ist.

Die **Pulstastung** erfolgt beiderseits vom Handgelenk aufwärts mit 3 Fingern. Es werden die Meridianpulse getastet und es werden derzeit Untersuchungen mit Computertesten durchgeführt, die bereits Hinweise und Bestätigungen für diese Methode ergaben (Physiologisches Institut der Universität Graz).

Kräftigung der Pulswelle auf Akupressur von **KS 9,** im Computer aufgezeichnet!

Methoden und Technik der Akupunktur

Die *Körper-Akupunktur* hat die stärkste harmonisierende Wirkung.

Die *Ohr-Akupunktur* hat besonders bei Schmerzen eine Sofortwirkung. Sie kann auch mit der Körper-Akupunktur kombiniert werden.

Mit der *Kopf-Akupunktur* kann man besonders bei verschiedenen Behinderungen die Körper-Akupunktur unterstützen. Hier gibt es eine neue japanische Methode von Dr. Yamamoto.

Mit der *Hand-Akupunktur* kann man ebenfalls sofortige schmerzstillende Wirkung erzielen. Nur wenige Punkte.

Es gibt verschiedene Techniken für die Akupunktur wie:

Punktmassage und *Akupressur* = für die Soforthilfe bestens geeignet oder bei Kindern und schwächlichen Menschen.

Die *Nadelung* = entspricht der üblichen Akupunktur für: Erste Hilfe, Vorbeugung und Therapie.

Moxibustion = Wärmebehandlung besonders bei Kältekrankheiten und chronischen Krankheiten. Allein oder mit Nadeln.

Laser-Punktur = mit 2 mW He-Ne-Laser an Stelle der Nadeln (2 Milli-Watt Helium-Neon-Laser = Softlaser).

Ist besonders für Kinder und ältere Menschen sehr günstig. Als Intervallbehandlung bei Asthma etc.

Dauernadeln oder *Magnetkügelchen* für Punkte **im Ohr** oder auf **KS 6** beim Reise-Erbrechen oder bei Chemotherapie.

Punktinjektionen mit Vitamin B12 oder Organpräparaten bei Behinderungen.

Die **Punktmassage** wird mit der **Fingerkuppe** mit leichter **Vibration am Punkt** durchgeführt. Man darf danach keine Druckstelle sehen. Dauer 10–30 Sekunden. **Nie bei der Massage übertreiben, „weniger ist mehr“!**

Für die stärkere **Akupressur** nimmt man den **Fingernagel,** eine stärkere **Häkelnadel** oder eine **Knopfsonde,** falls zur Hand. Auch dabei bleiben wir am Punkt, drücken stärker und länger bis eine Minute. Nach kurzer Pause kann man im **Notfall** die Pressur wiederholen.

PRAKTISCHER TEIL

AKUPUNKTUR
PUNKTMASSAGE
AKUPRESSUR

für die

SOFORTHILFE

Individuelle Körpermaße

ÇUN = entspricht der Daumenbreite und ist daher individuell sehr verschieden.

Man vergleicht immer den eigenen Daumen mit dem des Patienten. Dies ist bei Kindern und Babys oft recht schwierig. Z.B. kann der Kinderdaumen dem Kleinfinger des Erwachsenen entsprechen. Dann vergleicht man das Maß laut nebenstehender Skizze.

Es können dann 3 cun mit 2 Fingern statt mit 4 Fingern (an sich selbst) gemessen werden.

Für die Bauchpunkte ist die Entfernung vom Nabel wichtig. Z.B. teilt man den Abstand vom Nabel zum oberen Schambeinrand in 5 Teile. 2 Teile von unten oder 3 Teile vom Nabel liegt **Kg 4,** ein wichtiger Punkt bei Harnverhaltung oder Bettnässen, Schmerzen im Unterleib und Menstruationsbeschwerden, Durchfall.

Die Lokalisation der Punkte wird immer nach cun oder anatomischen Richtlinien angegeben.

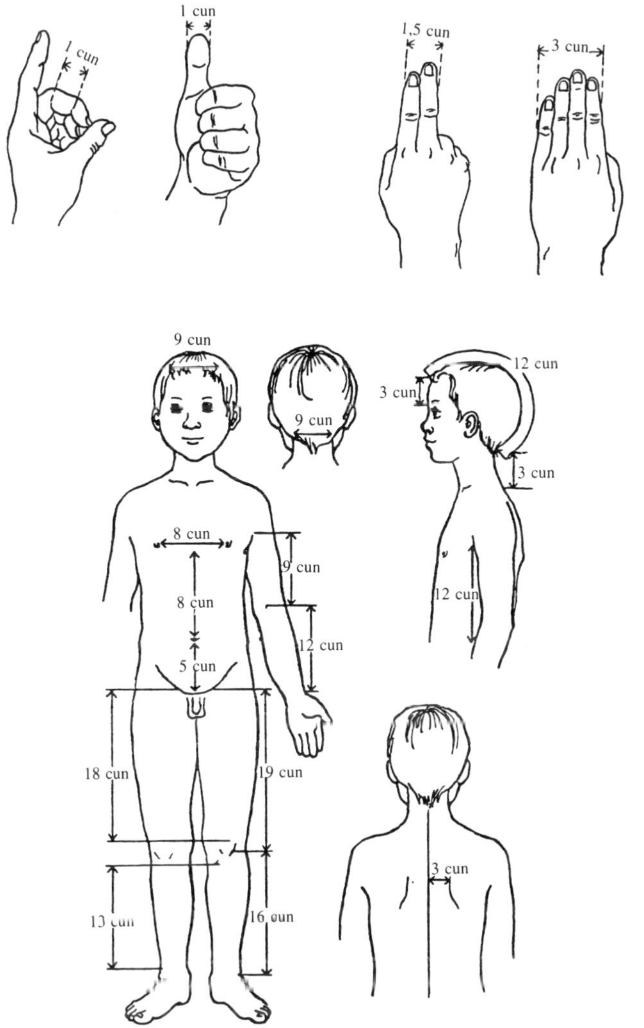
1 cun
1 cun
1,5 cun
3 cun
9 cun
9 cun
12 cun
3 cun
3 cun
8 cun
9 cun
8 cun
12 cun
12 cun
5 cun
18 cun
19 cun
13 cun
16 cun
3 cun

Unfall-Schock, Ohnmacht, Anfallsleiden-Epilepsie, Fieberkrämpfe, akute Kreuzschmerzen (Lumbago)

Alle Anfangs- und Endpunkte der Meridiane an Fingern und Zehen können als Schockpunkte verwendet werden!

Der Hauptschockpunkt bei: Unfall, Bewußtlosigkeit, epileptischem Anfall und Fieberkrämpfen liegt auf dem Sondermeridian = **Lg 26** unter der Nase $^{1}/_{3}$ abwärts und von der Oberlippe $^{2}/_{3}$ aufwärts.

Akupressur mit dem Fingernagel mit festem, vibrierendem Druck ca. eine Minute. Kommt der Patient noch nicht zu sich, dann kann man die Akupressur wiederholen. Beim liegenden Patienten kann man als Ersatzpunkt **N 1** ebenfalls mit dem Fingernagel fest pressieren. Ein Arzt kann natürlich für beide Punkte Nadeln anwenden, falls welche zur Hand sind.

N 1 befindet sich an der Fußsohle $^{1}/_{3}$ vom Zehenansatz und $^{2}/_{3}$ von der Ferse entfernt. Bei hohem Blutdruck = 1 Minute Akupressur.

Bei schwieriger Geburt kann man mit diesem Punkt alle übrigen Maßnahmen unterstützen!

Bei akuten Kreuzschmerzen wirkt **Lg 26,** wenn man gleichzeitig geht und Bewegung macht.

Forschungen haben ergeben, daß vom Punkt **Lg 26** = Renzhong die Leberfunktion verbessert wird und dadurch auch die Gehirnleistung verbessert wird. Die normalen Funktionen kommen rascher wieder ingang, falls es keine schwereren Verletzungen gibt.

Bei Verdacht auf Gehirnblutung kann man unterstützend **Lg 16** nadeln oder pressieren (Bild Seite 27).

Alle Maßnahmen gelten als Unterstützung zu den üblichen Erste-Hilfe-Maßnahmen, bis zum Eintreffen der Rettung. Sie gelten als Zusatz und nicht als Ersatz für die Notfallmaßnahmen.

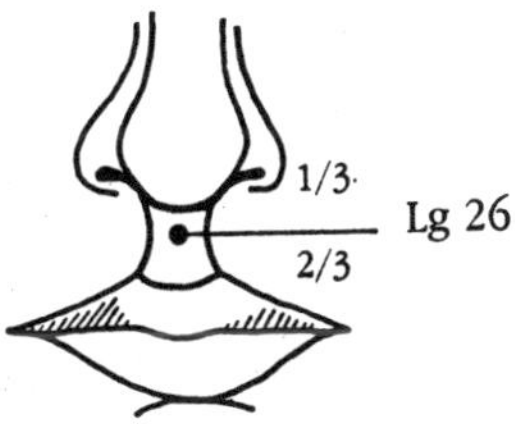
1/3
Lg 26
2/3

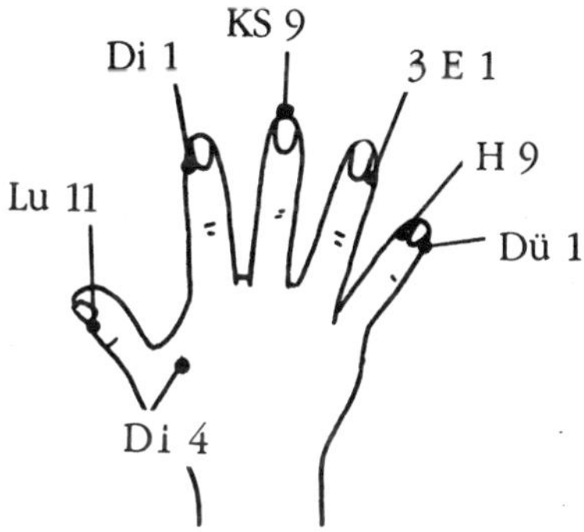
KS 9
Di 1
3 E 1
H 9
Lu 11
Dü 1
Di 4

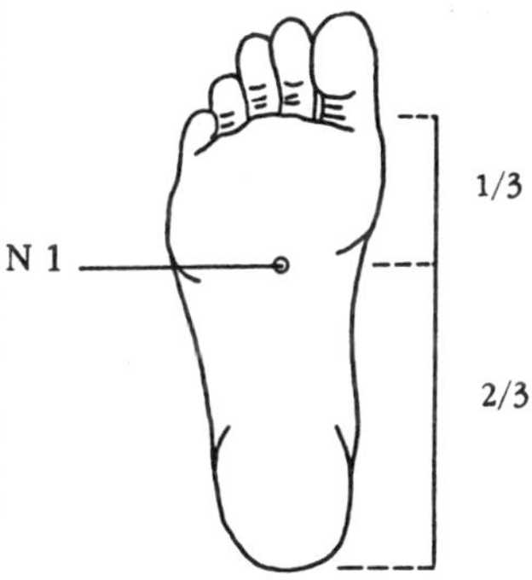
1/3
N 1
2/3

Kreislaufkollaps, Kreislaufschwäche, Lampenfieber, Reiseangst, Erbrechen, Schluckauf

Niedriger Blutdruck, besonders bei raschem Längenwachstum der Jugendlichen, führt bei langem Stehen zu „Schwarzwerden vor den Augen" oder „Augenflimmern" bis zum Kollaps. Orthostasesyndrom. Wenn man bei den ersten Anzeichen **selbst** mit dem Daumennagel auf die Mittelfingerkuppe drückt, kann man den Kollaps verhindern. Wir konnten im Computer **sofort** die Verbesserung der Pulswelle feststellen.

Diesen Punkt **KS 9** in der Mitte der Fingerkuppe spürt man sofort, wenn man die Fingerkuppe abtastet. Wenn die Symptome weg sind, hört man mit der Akupressur auf. Beim Kollaps beendet man die Pressur, wenn der Patient wieder zu sich kommt.

Erbrechen auf Reisen, bei Magen-Darmkrankheiten; azetonämisches Erbrechen oder Erbrechen bei Chemotherapie wird sowohl vorbeugend als auch stoppend mit der Akupressur von **KS 6** behandelt.

Der Punkt liegt 2 cun von der Haupthandfalte aufwärts, zwischen beiden Sehnen. Man spürt von diesem Punkt sofort ein Ziehen (Qi) zum Mittelfinger.

Beim **Reise-Erbrechen** pressiert man den Punkt beiderseits vor Reiseantritt. Sollte Übelkeit beginnen, kann man jederzeit abwechselnd rechts und links pressieren. Man hält den Daumen quer zu den Sehnen. Dauer der Pressur ca. 30 Sekunden.

Lampenfieber vor Schularbeiten oder vor öffentlichen Auftritten kann man sehr einfach beruhigen. Der Punkt **H 7** liegt am Kreuzungspunkt einer Linie vom inneren Rand des Erbsenbeins mit der Haupthandlinie. Man massiert mäßig stark, erst links dann rechts 10–30 Sekunden. Mit diesem Punkt kann man auch bei Reiseangst beruhigend behandeln.

Bei **mäßiger Massage** soll der Druck gerade so stark sein, daß man den Fingerdruck auf dem Augenlid nicht als unangenehm empfindet.

Schluckauf: Bei älteren Menschen oft sehr unangenehm. Mit der Pressur von **KS 6** kann man diese Störung ähnlich wie das Erbrechen beruhigen.

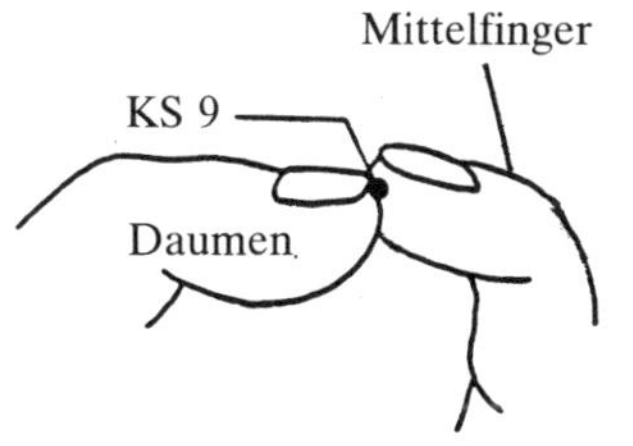
Mittelfinger
KS 9
Daumen

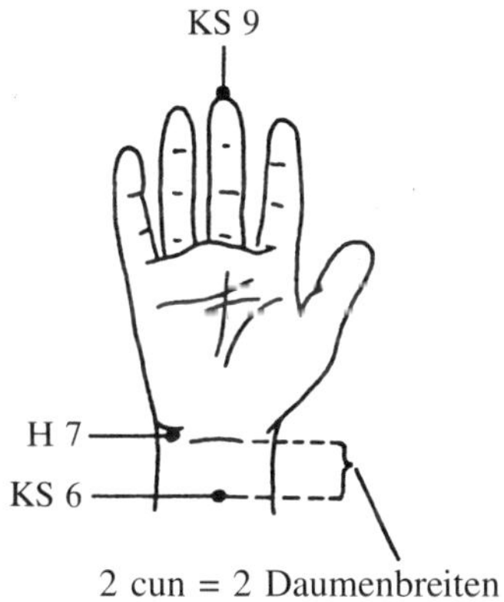
KS 9
H 7
KS 6
2 cun = 2 Daumenbreiten

Nasenbluten

Nasenbluten kann unterschiedliche Ursachen haben und sollte bei wiederholtem Auftreten unbedingt genau ärztlich abgeklärt werden.

Wir alle kennen die Methode, einen Lappen in kaltes Wasser zu tauchen und auf den Nacken zu halten. Nun, es ist sicher wirksamer, diesen Lappen etwas höher, direkt unter den vorspringenden Teil des Hinterhauptknochens, zu drücken = **Lg 16** auf dem Sondermeridian. Ein Unfallchirurg erzählte mir auf einem Kongreß, daß er diesen Punkt immer bei Unfällen mit Kopfverletzungen nadelt. Doch kann man im Ernstfall sicher mit einer Pressur denselben Zweck erfüllen.

Im selben Segment vorne, genau auf der Nasenspitze liegt der Punkt **Lg 25.** Auch ein fester Druck auf diesen Punkt kann das Nasenbluten stoppen.

Als **Fernpunkt** für die Nase ist der Punkt **Di 4** sehr wirksam. Diesen Punkt werden wir noch oft anwenden. Er liegt an der Daumenseite und Mitte des zweiten Mittelhandknochens. An diesem Punkt kann man sehr gut **Leere** = weich, nicht schmerzhaft und **Fülle** = gespannt, sehr druckschmerzhaft unterscheiden. Man massiert zuerst leicht mit der Fingerkuppe den Leerepunkt, bis eine leichte Spannung spürbar wird. Danach pressiert man etwas stärker den Füllepunkt, er ist nun nicht mehr so schmerzhaft. Ist das Druckgefühl seitengleich, fühlt man auch eine Erleichterung in der Nase. Mehr im Kapitel Allergie.

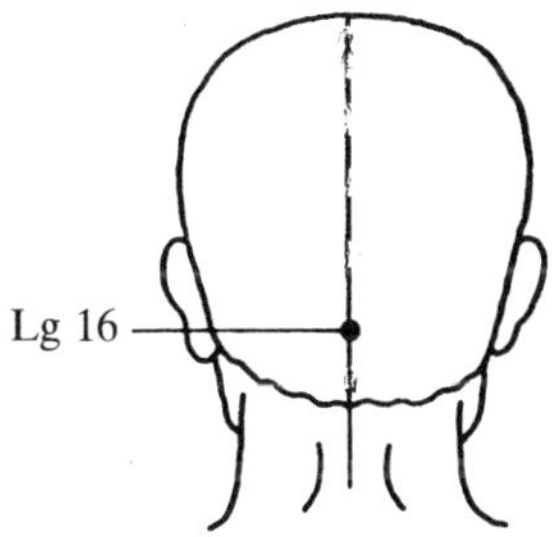
Lg 16

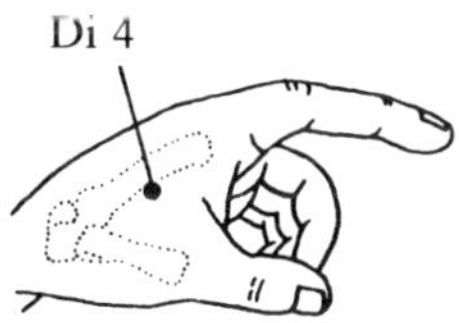
Di 4

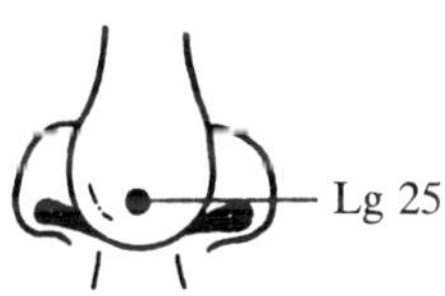
Lg 25

Zahnschmerzen, Kiefersperre

Di 4: Auf der Daumenseite in der Mitte des 2. Mittelhandknochens ist der Hauptpunkt gegen akute Zahnschmerzen. Er kann aber auch bei Schmerzen nach einer Zahnextraktion pressiert werden. Bei Oberkieferschmerzen pressiert man den Punkt der Gegenseite. Z.B. Schmerzen im rechten Oberkieferbereich, Di 4 an der linken Hand. Bei Unterkieferschmerzen nimmt man dieselbe Seite. Sind die Schmerzen sehr heftig und mit einem Hitzegefühl verbunden, unterstützt man die Akupressur mit dem Punkt **M 44.** Dadurch wird die Stauung behoben, der Qi-Fluß kommt in Schwung. „Schmerz ist der Schrei nach fließender Energie!" (Voll). **M 44** = knapp oberhalb der 2./3. Zehenfalte.

Beide Punkte werden mit dem Fingernagel ca. 30 Sekunden fest pressiert. Oft tritt die Wirkung noch viel schneller ein.

Z.B. massierte ich bei einem Kind nur Di 4 (Erste Hilfe an einem Sonntag) und während ich mit der Mutter sprach, sagte das Kind: „Aus is, gemma!"

Ich selbst hatte mir Di 4 für die Extraktion eines Molaren 15 Minuten stimuliert (Nadelung) und war dann sehr überrascht von der narkotischen Wirkung, geringen Blutung und keinen Nachbeschwerden.

Kiefersperre: Die feste Pressur des Punktes **M 7** im Grübchen unter dem Kiefergelenk der **Gegenseite** sofort beim Zahnarzt und eventuell Wiederholung daheim genügt meist. Zahnärzte sedieren diesen Punkt an der betroffenen Seite auch gerne mit Laser.

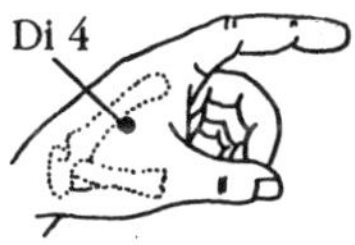
Di 4

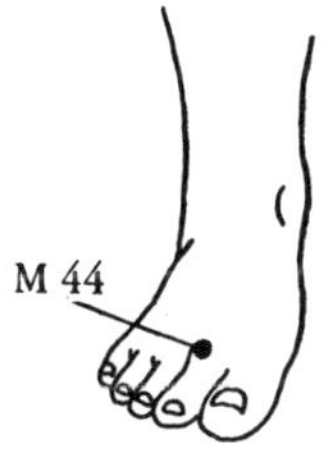
M 44

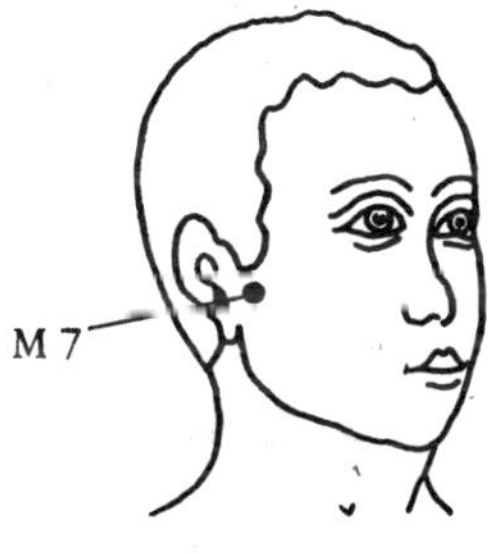
M 7

Allergischer Schnupfen, allergische Halsschmerzen (Kratzen)

Das sind oft unliebsame Überraschungen! Beim Spiel auf einer blühenden Wiese oder bei einer fröhlichen Kinderparty mit vielen guten Speisen kommt es plötzlich zu Niesattacken, die nicht enden wollen.

Di 4: In der Mitte des 2. Mittelfingerknochens an der Daumenseite ist der stärkste antiallergische Punkt für die Nase. Er wird auf beiden Seiten fest pressiert, dies kann man mehrmals wiederholen. An der Knorpelknochengrenze der Nase beiderseits liegt der chinesische Antiallergie-Punkt = **Bitong.** Legen wir die Fingerkuppe des Zeigefingers an, dann erreichen wir mit einem Finger zwei Punkte = **Di 20 =** der Endpunkt des Dickdarmmeridians und **Bitong.** Es kann hier lokal sogar zur Rötung kommen, wenn die Allergie sehr stark ist. Aber den Niesreiz können wir damit stoppen! Auch die rinnende Nase wird trocken!

Selbstverständlich wird man versuchen zu eruieren, was die Ursache für diese Explosion war, denn diese kann sich manchmal zu einem allergischen Schock mit Fieber und Ausschlag verstärken.

Ursachen: Sellerie, Erdbeeren, Bananen, Schokolade, Huhn, Fisch, Salami, Soja etc. Wenn dann einige Faktoren zusammenkommen, folgt die Explosion! Es ist daher besser, keine zweite Portion zu essen, wenn man zu Allergien neigt.

Tritt zusätzlich noch das unangenehme Kratzen im Hals auf, können wir mit dem Punkt **M 44** = oberhalb der Zehenfalte zwischen 2./3. Zehe pressieren. Mit **Di 4 – M 44** beheben wir die Stauung im Hals-Nasenbereich und erreichen eine **sofortige Erleichterung.**

Manchmal kann auch eine leichte Störung der Atmung auftreten. Dann hilft uns der Punkt **MP 6** = 3 cun vom inneren Knöchel aufwärts. Hier tastet man sehr gut Fülle und Leere. Man kann beiderseits gleichzeitig massieren, eher mäßig stark, bei **Fülle** stärker (sedierend) und bei **Leere** schwächer (tonisierend). Hier kreuzen die 3 YIN-Fuß-Meridiane, die zur Brust führen und die Zwerchfelltätigkeit verbessern und dadurch die Atmung erleichtern.

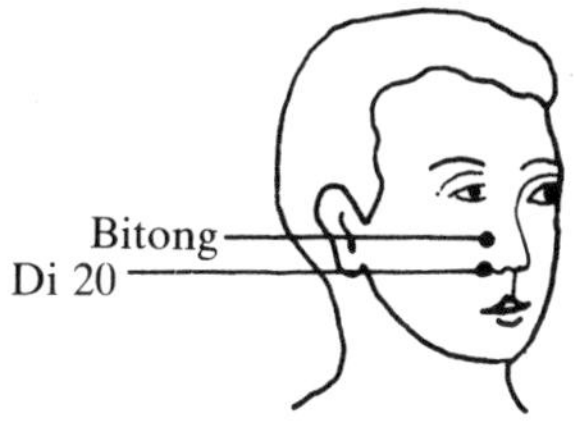
Bitong
Di 20

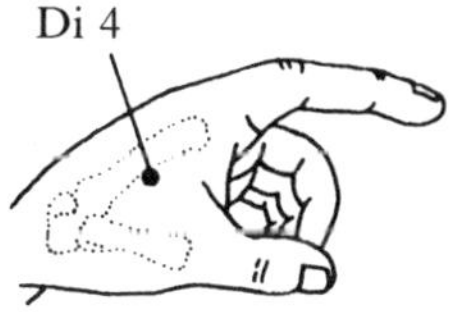
Di 4

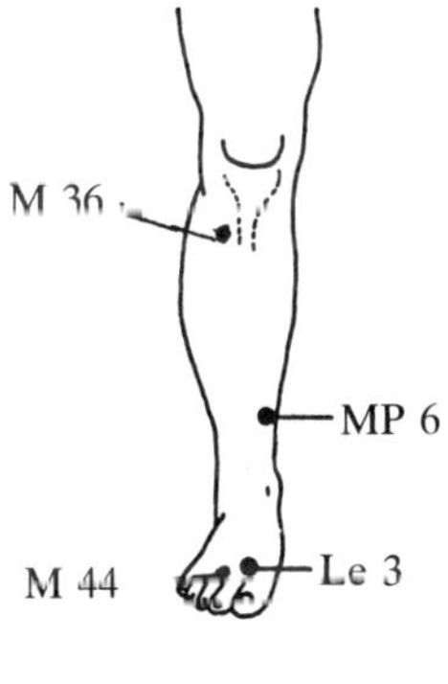
M 36
MP 6
M 44
Le 3

Allergische Augenentzündung, allergischer Juckreiz und Ausschlag

Besonders beim Spiel auf blühenden Wiesen mit viel **Klee** kommt es zum allergischen Schnupfen, auch zur allergischen Augenrötung mit Jucken und Brennen. Dann pressiert man zuerst den Fernpunkt **Le 3** = 2 cun oberhalb der Großzehenfalte in dem Grübchen zwischen 1. und 2. Mittelfußknochen. Man pressiert den Punkt mit dem Fingernagel beiderseits sehr stark, bis es zu einer Erleichterung kommt.

Leber – Auge siehe Tabelle Seite 60/61.

Danach pressiert man im lokalen Segment den Punkt **G 20** = im Grübchen zwischen beiden Muskelansätzen unter dem Hinterhauptknochen. Auch diesen Punkt ziemlich stark pressieren. Das Sehen wird danach rasch klarer, die Rötung schwindet durch diese beiden Punkte.

Leber – Galle sind gekoppelte Meridiane und gehören zum Sinnesorgan Auge.

Vom Punkt **G 20** kann man jeden **allergischen Juckreiz** sofort erleichtern. Dies gilt auch für allergische Hautausschläge. Als Fernpunkte hatten wir schon **Le 3** und für die Arme geben wir noch **Di 4,** der uns bereits sehr bekannt ist (siehe Seite 26).

Kennt man die Ursachen von Allergien, dann sollte man diese auf jeden Fall meiden!

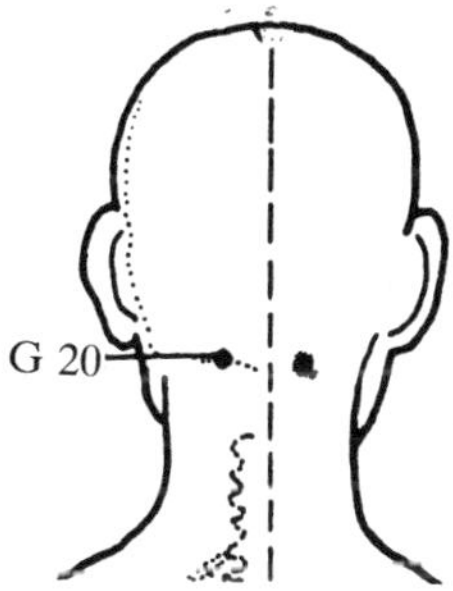
G 20

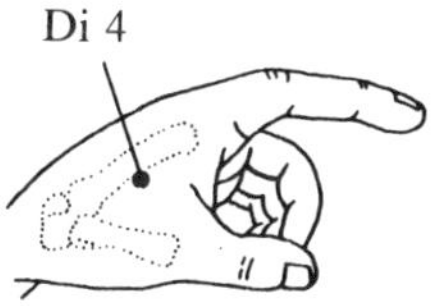
Di 4

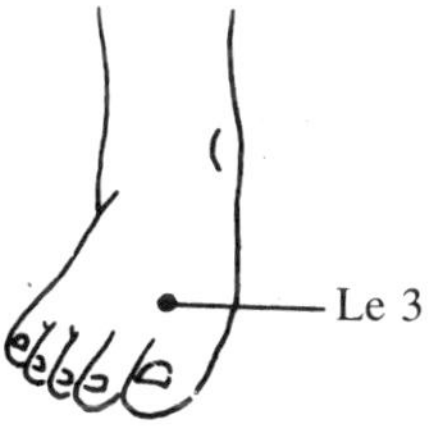
Le 3

Allergisches Asthma bronchiale, Pseudokrupp, Reizhusten

Im Extremfall kann es bei vorher beschriebenen Allergie-Ursachen – wie ein Blitz aus heiterem Himmel – zu einem Asthma-Anfall kommen. Das kann auf einem Skikurs durch plötzliche Wetteränderung mit Kälteeinbruch **(Kälte-Allergie)** oder bei Schwimmen in sehr kaltem Wasser passieren. Meist ist es eine Überraschung und man hat keine Medikamente zur Hand. Ist es aber ein „Asthmapatient“, muß man die Medikamente unbedingt weitergeben. Zusätzlich kann man mit drei Fingern am Rücken unter dem 7. Halswirbel drei Punkte gleichzeitig fest pressieren. Es entsteht dabei oft eine starke Rötung und eine Quaddel, an derem Schwinden man die Besserung der Allergie beobachten kann. Die drei Punkte sind: **Lg 14** auf dem rückwärtigen Sondermeridian unter dem 7. Halswirbel, beiderseits dicht daneben (½ cun) sind **2 Neupunkte 45 oder chinesisch Dingchuan.**
Im Segment vorne pressiert man ebenfalls fest **Kg 22** = im Grübchen am oberen Rand des Brustbeins.
Als Fernpunkte geben wir die bereits bekannten Punkte **Di 4** (siehe Seite 26) an der Hand und den Kreuzungspunkt der 3 YIN-Fußmeridiane **MP 6** (siehe Seite 30) vom inneren Knöchel 3 cun = 4 Finger aufwärts.
Vom Punkt **Di 4** bewirkt man eine Senkung des Magen-Qi. Dadurch tritt eine Entlastung und Verbesserung der Atmung ein.

Pseudokrupp

Bei Kleinkindern noch immer eine sehr gefährliche Erkrankung, die zu Erstickung führen kann, auch im Sommer bei 20° Temperaturunterschied kann das passieren. Möglichst im Frühstadium wird der oben beschriebene Punkt **Kg 22** am oberen Rand des Brustbeins pressiert, dazu **Di 4 und M 44,** um die Stauung im Hals zu beheben. Dampfinhalationen, feuchtes Zelt und sofortige ärztliche Hilfe sind dringend notwendig.

Reizhusten

Kommt häufig bei akuten Erkältungen oder Virusinfektionen vor. Man pressiert, wie oben beschrieben, **Kg 22, Di 4** und **M 44.** Inhalationen mit Wasserdampf (Kamille kann Allergien auslösen) und reichlich Vitamin C ergänzen die Behandlung.

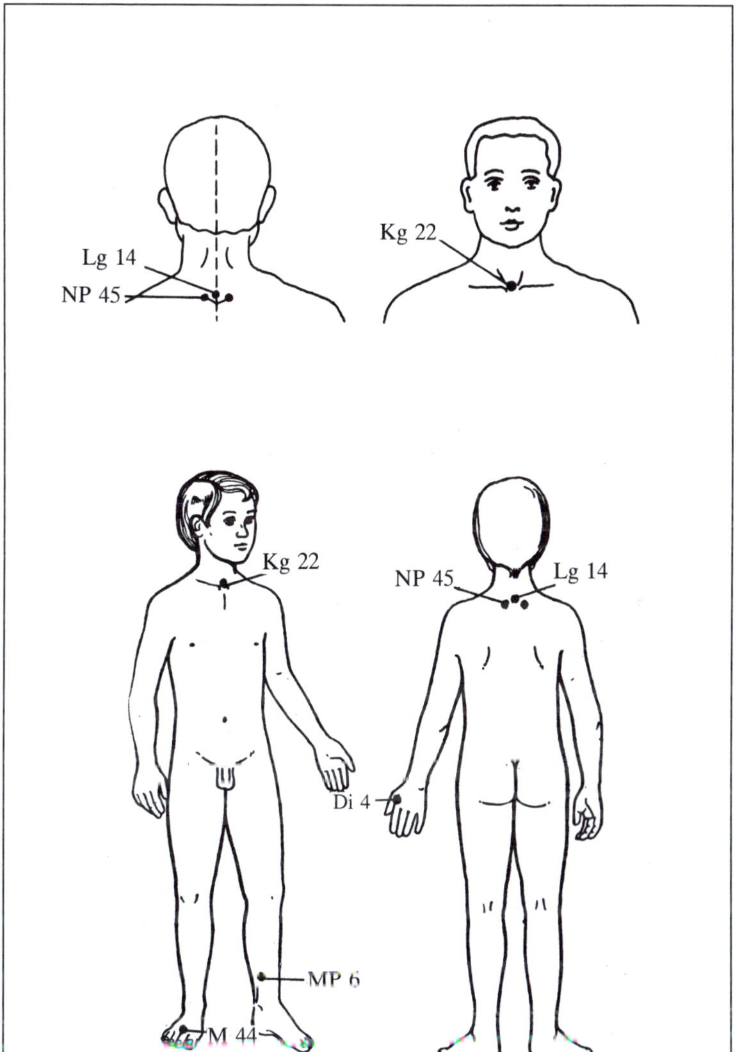
Lg 14
NP 45
Kg 22
Kg 22
NP 45
Lg 14
Di 4
MP 6
M 44

Akuter Durchfall, Koliken

Verschiedene Ursachen wie Infektionen, Fehlernährung, Allergien, Erkältungen beim Baden können besonders auf Reisen sehr dramatische Folgen zeigen.

Für den Wasserhaushalt ist der Milzmeridian zuständig. Der wichtigste Punkt, ob Durchfall oder Verstopfung, ist daher **MP 6** = der Kreuzungspunkt der 3 YIN-Fußmeridiane, 3 cun = 4 Finger vom inneren Knöchel aufwärts. Meist ist er bei dieser Erkrankung im **Leerezustand,** d.h. daß wir nicht fest pressieren, sondern nur **leicht massieren** = mit der **Fingerkuppe am Punkt leicht vibrieren** dürfen.

Unterstützend geben wir im lokalen Segment beiderseits vom Nabel den Punkt **M 25** = 2 cun vom Nabel. Dies ist nicht immer leicht zu messen. Daher nehmen wir eine Linie von der Brustwarze abwärts und eine Linie vom Nabel seitwärts. Wo sich beide Linien kreuzen, liegt **MP 15.** Genau zwischen MP 15 und dem Nabel liegt der Punkt M 25.

Diese beiden Punkte M 25 kann man bereits ab dem Neugeborenenalter bei Blähungen oder Stuhlschwierigkeiten 10 Sekunden massieren. Bei akuter Erkrankung kann man diese Punkte 2 × täglich oder täglich massieren. Bei Erbrechen gibt man anfangs noch **Di 4** und **KS 6** dazu. Auch **M 44** ist bei der ersten Behandlung möglich. Bei der zweiten Massage nimmt man für den Magen und Bauch zur Regulierung **M 36** = 3 cun unter dem Kniegrübchen und 1 cun seitlich der Schienbeinkante.

Selbstverständlich wird man raschest für ärztliche Hilfe und Abklärung der Erkrankung sorgen. Achtung akuter Blinddarm! Dieser kann fehlgelagert sein und dadurch kann die Schmerzlokalisation atypisch sein.

Bei krampfartigen Bauchschmerzen kann man mit dem stark krampflösenden Punkt **Le 3** = 2 cun von der Großzehenfalte aufwärts, mit etwas stärkerem Druck pressierend rasch helfen.

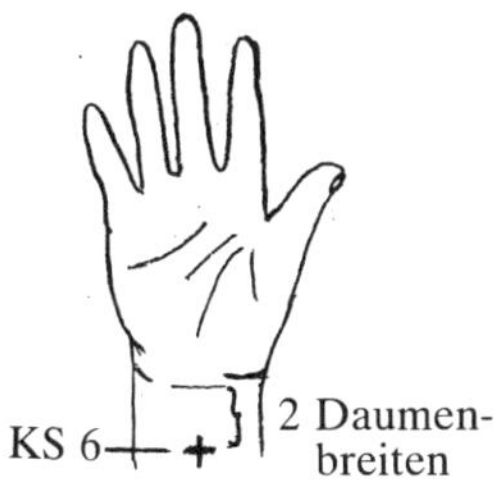
KS 6
2 Daumen-
breiten

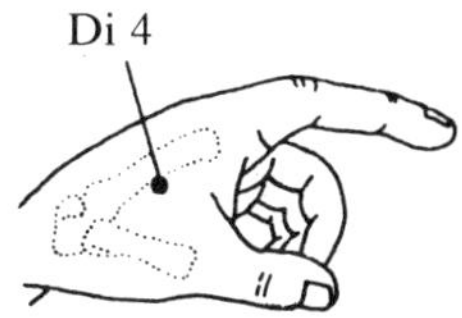
Di 4

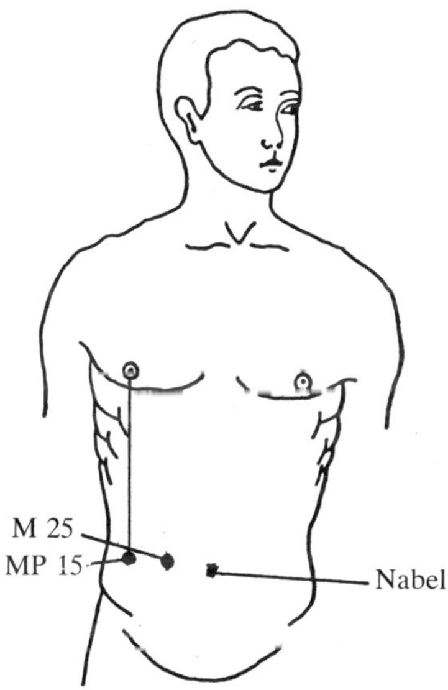
M 25
MP 15
Nabel

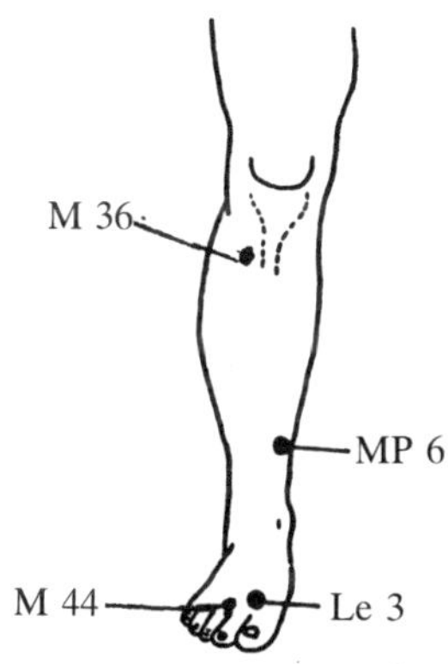
M 36
MP 6
M 44
Le 3

Verstopfung, Ödeme

Ein häufiges, unangenehmes Geschehen auf Reisen oder nur bei kurzem Ortswechsel, wenn man aus seinen Alltagsgewohnheiten herauskommt. Besonders bei fieberhaften Erkrankungen muß man darauf achten sowie auf genügend Flüssigkeitsaufnahme, damit notwendige Medikamente wirken können.

„Es muß immer alles im Fluß sein".

Der wichtige Punkt **MP 15** = seitlich vom Nabel auf der Kreuzung mit einer Linie von der Brustwarze abwärts, liegt direkt über dem Dickdarm. Bei schlaffen Bauchdecken wird er leicht mit der Fingerkuppe massiert. Bei sichtbaren Darmverkrampfungen wird er stärker massiert. Der Milzmeridian reguliert den Wasserhaushalt und wir unterstützen daher mit dem Punkt **MP 6** = 3 cun = 4 Finger vom inneren Knöchel aufwärts = Kreuzungspunkt *von MP-Le-N-Meridian.* Diesmal nehmen wir zur Unterstützung noch einen Punkt auf dem 3 Erwärmer = **3 E 6** = 3 cun von der äußeren Handfalte aufwärts = 1 cun oberhalb von 3 E 5 und dieser liegt genau gegenüber von KS 6.

Massiert wird in der Reihenfolge von oben nach unten: 3 E 6 – MP 15 – MP 6, jeden zweiten Tag oder 2 × pro Woche, falls man irgendwo in einer Einschicht abgeschieden ist.

Ödeme

Mit dem Punkt **MP 6** kann man auch Wasseransammlungen = Ödeme in den Beinen (langes Sitzen, Reisen) behandeln. Beiderseits wird je eine halbe Minute massiert.

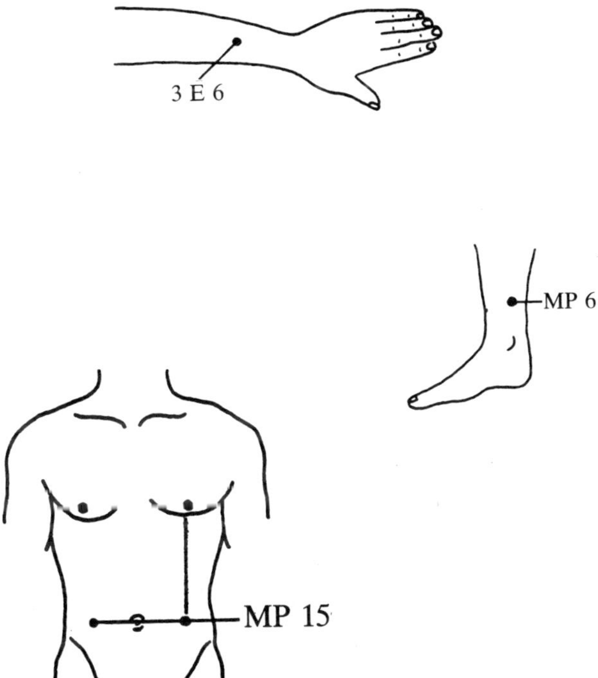
3 E 6
MP 6
MP 15

Unterschiedliche Koliken

Es muß nicht immer eine Darmerkrankung sein, oft kann die veränderte Lebensweise auf Reisen zu Koliken im Bauchraum führen.

Ist man auf fette Speisen empfindlich, regt sich gerne die **Gallenblase** und die Schmerzen strahlen in den **Oberbauch** aus. In diesem Fall helfen: **G 34** = im Grübchen unter dem Wadenbein-Köpfchen, kann rechts sehr druckempfindlich sein. Dazu kommt **M 36** = 1 cun unter G 34 und 1 cun vom Schienbeinrand vorne.

Diese beiden Punkte bei **Fülle** stark pressieren, es kommt sehr bald zur Erleichterung. Doch muß man noch den stark krampflösenden Punkt **Le 3** = 2 cun von der Großzehenfalte aufwärts dazu massieren. Nach kurzer Pause kann man die Pressur wiederholen. Alle Punkte beiderseits.

Sind die Schmerzen mehr in der **Leibmitte** oder im **Unterleib,** dann bevorzugen wir die bereits erwähnten Punkte: **M 25** beiderseits vom Nabel, **M 36** und **MP 6**. Nur bei starken spastischen Schmerzen zusätzlich **Le 3.**

Bei **Nierenkoliken** – die Patienten wissen meist davon und haben Tropfen bei sich – kann man die Wirkung der Medikamente unterstützen mit dem Hauptschmerzpunkt auf dem Blasenmeridian **B 60** = in dem Grübchen zwischen Achillessehne und äußerem Knöchel. Er kann auf der betroffenen Seite sehr druckempfindlich sein. Dieser **Füllepunkt** wird dann stark pressiert. Dazu geben wir zur Krampflösung den bereits bekannten Punkt **Le 3**.

Immer wird der schmerzhafte „Fülle-Punkt“ stark pressiert und der „weiche Leere-Punkt“ nur leicht, tonisierend vibriert.

Bei **Säuglingskoliken** genügen 10 Sekunden leichte Vibration am M 25 und MP 6 jeden zweiten Tag oder nur fallweise.

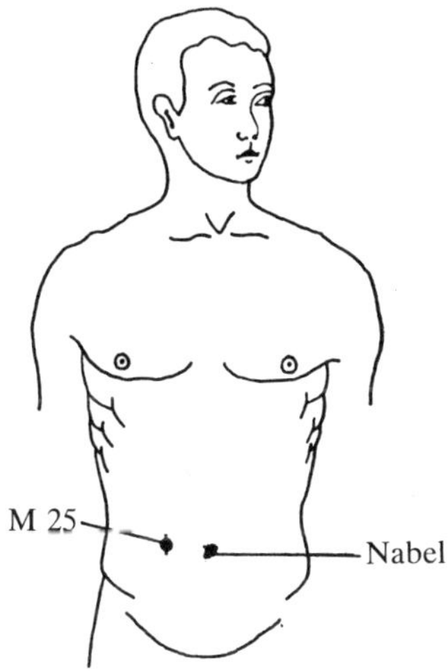
M 25
Nabel

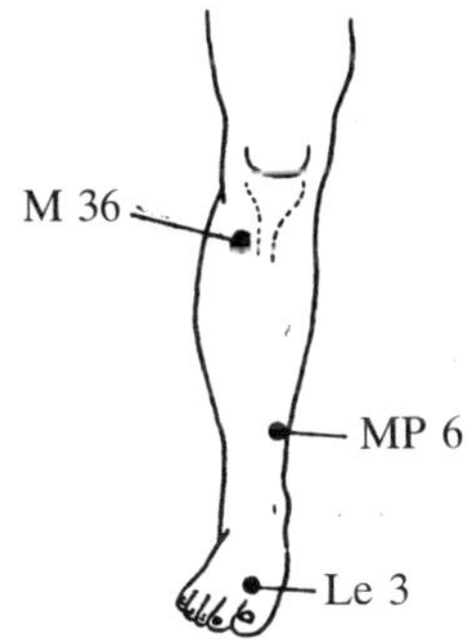
M 36
MP 6
Le 3

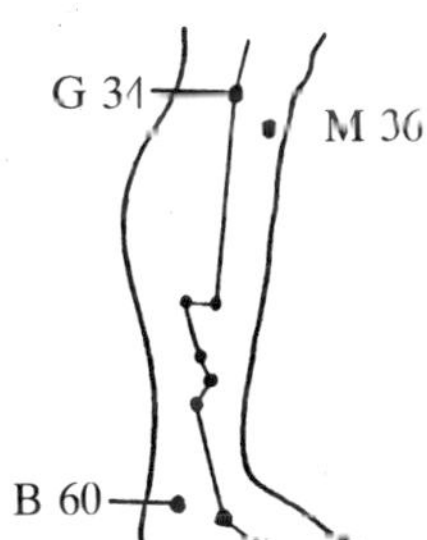
G 34
M 36
B 60

Kopfschmerzen
– Stirnkopfschmerzen

Im Schulalter treten zunehmend die **Stirnkopfschmerzen** und sogar Migräne mit Erbrechen auf.

Der Stirnkopfschmerz ist dem Meridianpaar Dickdarm–Magen zugeordnet = YANG-Ming. Schon diese Zuordnung zur Lokalisation läßt uns an mögliche Ursachen denken = Fehlernährung! Kein Frühstück oder auf dem Schulweg Süßigkeiten, kein Jausenbrot, weil das Geld hierfür anders verwendet wird. Neben der Leistungsminderung, kommt es gegen Mittag zu den typischen Stirnkopfschmerzen. Erst sollten die Ursachen beseitigt werden, **alles soll fließen,** aber wenn der Magen leer ist? Unterstützend kann man mit dem Fernpunkt **Di 4** an der Daumenseite des 2. Mittelhandknochens und den 3 lokalen Punkten am Augenbrauenansatz und in der Mitte = **Yintang und B 2** mit leichter Fingerkuppenmassage helfen. Bei Di 4 kann man wieder sehr gut Fülle und Leere feststellen und danach den Fingerdruck abstimmen. Bei Leere nur leichte Massage, bei Fülle starker Druck.

Bei häufigen Kopfschmerzen ist die Augen-Visus-Kontrolle sehr wichtig. Ich sah bei starkem Längenwachstum immer wieder rasche Änderungen auch bei „neuer Brille“!

Auch komplettes Blutbild, Harnbefund, Tuberkulintest und eventuell Elektroenzephalogramm sind zu empfehlen.

Sehr oft ändert sich nach der ersten Therapie die **Lokalisation** des Kopfschmerzes an einen ganz bestimmten fixierten Punkt. Dann kann man diesen Punkt an der **gesunden Gegenseite** massieren (leicht) und nimmt dazu den fernsten Schmerzpunkt = **B 60** = zwischen Achillessehne und äußerem Knöchel und zwar **beiderseits!** Diesen Punkt wird man fester pressieren. Oft ist der Punkt an einer Seite sehr schmerzhaft. Es ist unser stärkster Punkt gegen Schmerzen allgemein.

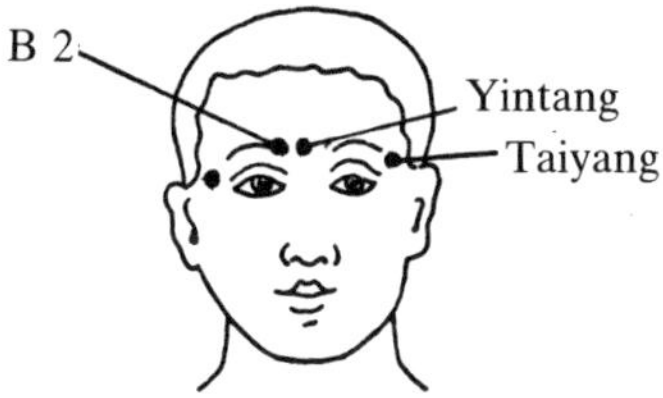
B 2
Yintang
Taiyang

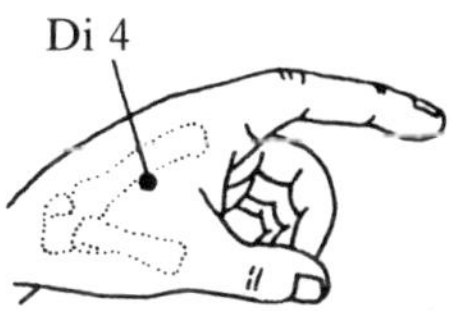
Di 4

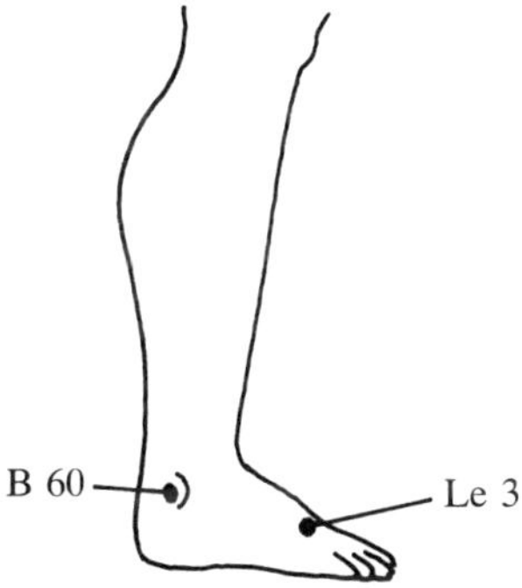
B 60
Le 3

Kopfschmerzen
– Seitlich: Migräne mit Erbrechen
– Scheitel- und Hinterhauptkopfschmerzen

Mit der **Soforthilfe** müssen wir oft bei Migränepatienten helfen. Dabei werden wir als Hauptfernpunkt an den Füßen nicht auf **B 60** verzichten. Dazu kommen noch Punkte auf dem Gallenmeridian, besonders wenn das Erbrechen überwiegt. Hier ist sehr nützlich der gekoppelte Meridian an den Armen mit dem Punkt **3 E 5** = an der Außenseite des Unterarms 2 cun von der Handfalte aufwärts. Dieser Punkt liegt direkt gegenüber von **KS 6,** den wir schon sehr gut gegen Erbrechen angewendet haben. Wir legen auf **KS 6** die Daumenkuppe und auf **3 E 5** die Mittelfingerkuppe und pressieren je nach Gefühl der Leere (leicht) oder bei Fülle (stark). Auch wenn die Migräne einseitig auftritt, ist es gut, die Fernpunkte beiderseits zu massieren. Die Massage kann im Anfall mit kurzen Intervallen mehrmals wiederholt werden.

Als lokalen Punkt geben wir im Schläfengrübchen an der Kreuzung der verlängerten Augenbraue und einer Linie vom äußeren Augenwinkel = **Taiyang**. Bei heftigen Schmerzen gibt man diesen Punkt besser an der gegenüberliegenden, gesunden Seite. Auch die Massage dieses Punktes kann man mehrmals wiederholen.

Der **Hinterkopfschmerz** tritt meist morgens auf, man erwacht mit Kopfschmerzen, wenn man sehr tief, in verkrampfter Stellung geschlafen hat. Noch im Bett sollte man die beiden Punkte **G 20** = unter dem Hinterhauptknochen im Grübchen zwischen den beiden Muskelansätzen fest pressieren, danach leichte gymnastische Bewegungen machen und der Kopf ist wieder klar, weil wieder alles im Fluß ist. Als Fernpunkt könnte man **B 60** nehmen, doch ist dies meist nicht notwendig.

Der **Scheitelkopfschmerz** kann sehr unangenehm sein. Ein markantes Zeichen ist das **Hitzegefühl** genau über dem Punkt **Lg 20** = Baihui = hundert Vereinigungen. Hier endet ein innerer Ast des **Lebermeridians.** Wir geben daher als Fernpunkt den stark beruhigenden Punkt **Le 3** beiderseits. Er liegt 2 cun von der Großzehenfalte aufwärts. Dazu massieren wir **Lg 20** auf einer Linie, die beide Ohrspitzen verbindet und den Sondermeridian kreuzt. Es genügen diese drei Punkte! Am Schwinden

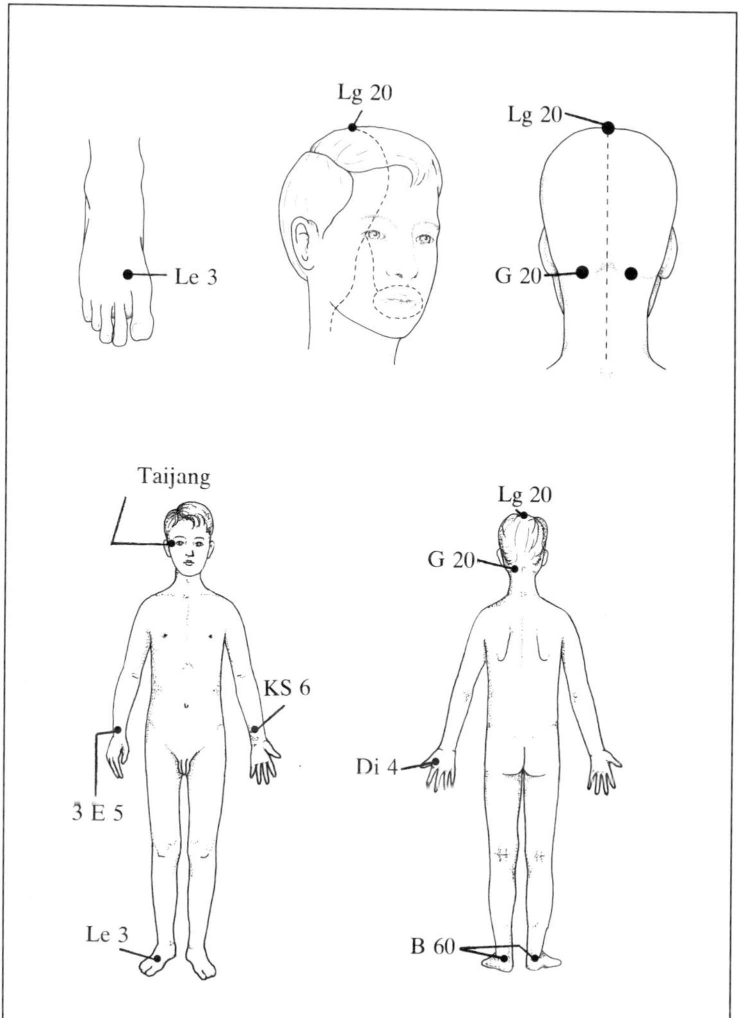

des Hitzegefühls merkt man die Behebung der Stauung des Qi. Von Lg 20 kann man auch das Qi heben z.B. bei einem plötzlichen Darmvorfall.

Akute Hüftgelenksschmerzen, Hexenschuß (Lumbago), Nackensteifigkeit

Ein banaler Infekt genügt, um danach wie mit einem Blitz aus heiterem Himmel in **einer oder beiden Hüften** akute Schmerzen zu bekommen. Alle Untersuchungen sind dabei ohne krankhaften Befund und trotzdem tut es sehr weh! Hier haben wir die Möglichkeit, mit dem Fingernagel im **Ohr die schmerzende Stelle** zu suchen. Oft ist diese nur in einer Ohrmuschel zu finden. Man pressiert diese schmerzende Stelle und geht gleichzeitig umher.

Bei akuten **Kreuzschmerzen** oder dem bekannten akuten **Hexenschuß** geht man genauso vor. Hat man die schmerzende Stelle gefunden, pressiert man und macht verschiedene Bewegungen mit der Wirbelsäule. Dadurch löst sich die schmerzende Spannung rascher. Auch den uns bestens bekannten Schockpunkt **Lg 26** haben wir in solchen Situationen oft genadelt, der Patient mußte herumgehen und sich nach allen Richtungen bewegen.

Auch an der Hand haben wir einige wenige Punkte, die bei diesen akuten Schmerzattacken sehr wirksam sein können.

Die Punkte **Lumbago** oder **Handpunkt 1** = 2 Punkte am Handrücken beiderseits am Ende der Mittelhandknochen des Klein- und Ringfingers (V –IV) und des Zeige- und Mittelfingers (II–III). Wer nadeln kann, hat es besser, denn mit kräftiger Stimulation und gleichzeitiger Bewegung erzielt man raschen Erfolg. Mit einer Knopfsonde oder Häkelnadel kann man ebenfalls stärker pressieren. Wer längere Fingernägel hat, kommt besser zu den Punkten.

Bei akuter **Nackensteifigkeit** gibt es den Punkt **Luozhen** = bei geschlossener Faust zwischen den Fingergelenken des Zeige- und Mittelfingers 1/2 cun aufwärts gegen die Mittelhandknochen. Er ist meist schmerzhaft. Man pressiert stark oder manipuliert stark bei Nadelung. Auch 1 Minute Softlaser ist wirksam. Gleichzeitig soll der Kopf gedreht werden. Nach einer Minute Pressur geht man auf die lokalen Punkte **G 20** und den schmerzenden Punkt = **Ashi** = eigener Schmerzpunkt, über. G 20 kennen wir schon, er liegt zwischen zwei Sehnen in einem Grübchen unter dem Hinterhauptknochen. Für den lokalen Schmerzpunkt kann man auch eine

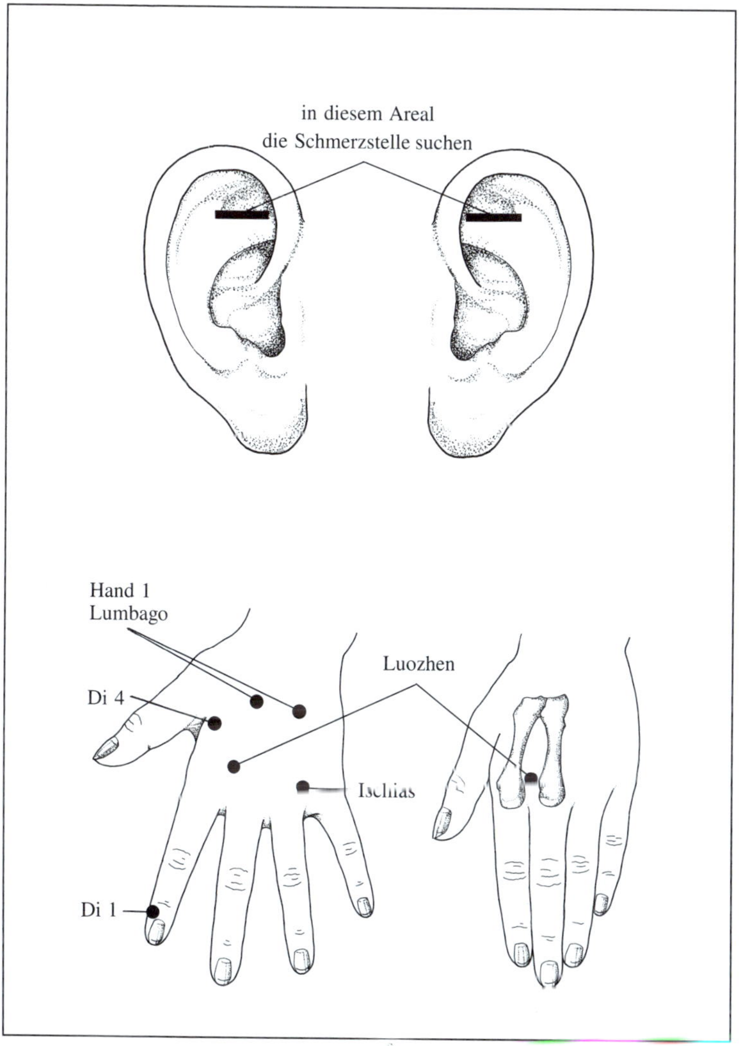

Menthol-haltige Salbe für die Massage verwenden. Man streicht gegen den Uhrzeiger.

Wadenkrämpfe, Schulterverletzungen, Brustkorbprellungen

Bei älteren Menschen häufig nachts auftretende Gefäß- oder Muskelkrämpfe. Es genügt die **beiderseitige** feste Pressur des Punktes **Le 3** = 2 cun von der Großzehenfalte aufwärts in dem Grübchen vor dem Mittelfußgelenk.

Dieser Punkt hat die stärkste krampflösende Wirkung und über den Lebermeridian wird die Qi-Funktion in allen Meridianen angeregt.

Bei jüngeren Menschen ist dies oft ein sehr unangenehmes und schmerzhaftes Ereignis auf dem Sportplatz. Jeder Masseur kennt den Punkt. **B 57** = an der Wadenhinterseite zwischen beiden Muskelbäuchen. Man kann den Punkt nadeln oder besser den Muskel beklopfen und möglichst gleichzeitig **Le 3** fest pressieren.

Beim Sport kommt es nicht selten zu **Schulterverletzungen.** Ist die Bewegung eingeschränkt, dann geben wir zuerst den Fernpunkt **M 38** = in der Mitte zwischen dem Kniegrübchen und der Fußgelenkfalte oder 5 cun unter M 36, wieder 1 cun von der Schienbeinkante seitwärts. Beim Nadeln geht man in Richtung B 57 und manipuliert sehr stark, wobei der Patient den Arm bewegen soll. Bei der Pressur können wir etwas Kraft anwenden und mit dem Fingernagel pressieren; 5 Minuten. Nach der Lockerung und Beweglichkeit der Schulter bleiben noch die Schmerzen zu behandeln. Man gibt die lokalen Schmerzpunkte = **Ashi-Punkte** auf der gesunden Seite.

Gar nicht so selten kommt es zu **Brustkorbprellungen** und Rippenbrüchen mit starker Atembehinderung. Mit 2 Punkten auf dem Meridianpaar 3 E und Gallenblase können wir die Schmerzen lindern und die Atmung verbessern. Dies ist **3 E 5** = außen am Unterarm gegenüber von KS 6, d.h. 2 cun von der Handfalte aufwärts. Es kann ein starkes Ziehen bis zur Schulter auftreten. Dies ist eine gute Reaktion. Am Unterschenkel geben wir **G 34** im Grübchen unter dem Wadenbeinköpfchen. Auch von hier kann ein starkes Ziehen über die Hüfte erfolgen. Sofort kann der Patient durchatmen! Ein Patient hatte am nächsten Tag einen Nesselausschlag an der ganzen Seite = entsprechend dem Gallenmeridian.

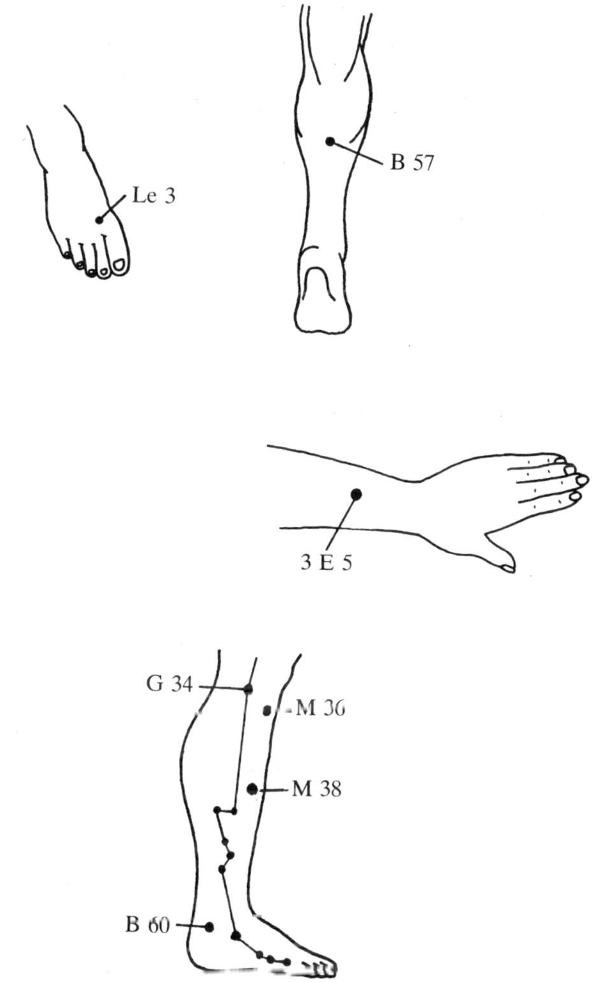
Le 3
B 57
3 E 5
G 34
M 36
M 38
B 60

Akute Harnverhaltung, psychosomatische Störungen (Angst, Schlaflosigkeit)

Ferienlager, Heimweh, ein akuter Schrecken sind nicht selten Ursache akuter Harnverhaltung.

Mit nur 2 Punkten ist es uns möglich, dieses Problem zu lösen. Bekannt ist uns bereits **Lg 20 =** der höchste Punkt am Kopf, er hebt das Qi und hat außerdem eine Verbindung mit einem inneren Ast des Lebermeridians, der das Qi in den Meridianen anregt. Als lokalen Punkt gibt es am vorderen Sondermeridian **Kg 4** = wenn wir den Abstand Nabel – oberen Schambeinrand in 5 Teile unterteilen dann liegt dieser Punkt 3 Teile vom Nabel abwärts. Bei vielen Menschen ist dies genau in der Bauchfalte. Dieser Punkt hat eine breite therapeutische Wirkung im Unterleib. Sollten diese beiden Punkte nicht sofort einen Erfolg zeigen, unterstützen wir die Massage mit **MP 6** = 3 cun = 4 Finger vom inneren Knöchel aufwärts. Wir haben diesen Punkt bereits bei Durchfall und Verstopfung kennengelernt. Nun hilft er uns bei der Harnverhaltung und beim Gegenteil, dem Einnässen bei Tag und bei Nacht.

Er wird je nach Fülle- oder Leere-Zustand pressiert. Bei Fülle kräftiger und gegen den Uhrzeiger zur Sedierung und bei Leere leichter und in Uhrzeigerrichtung zur Tonisierung. Es kann sein, daß wegen der inneren Verkrampfung beide Punkte im Leerezustand sind. Dann massiert man ganz leicht solange, bis man ein leichtes Spannungsgefühl spürt.

Psychosomatische Störungen

Aus den oben angeführten Ursachen kann es aber auch zu heftigen **Angstzuständen** und **Schlafstörungen** kommen. Der Punkt **M 36** = wir kennen ihn bereits, er liegt 3 cun unter dem Kniegrübchen und 1 cun seitlich der Schienbeinkante, ist ein stark psychisch beruhigender Punkt, wenn er allein gegeben wird. Dadurch schwindet die Angst und der Schlaf folgt automatisch. Er hat aber auch eine starke Wirkung auf das Immunsystem. Diese wurde in zahlreichen Forschungen belegt.

Er wirkt außerdem tonisierend auf Körper und Psyche. Es ist der wichtigste Punkt im Akupunktursystem.

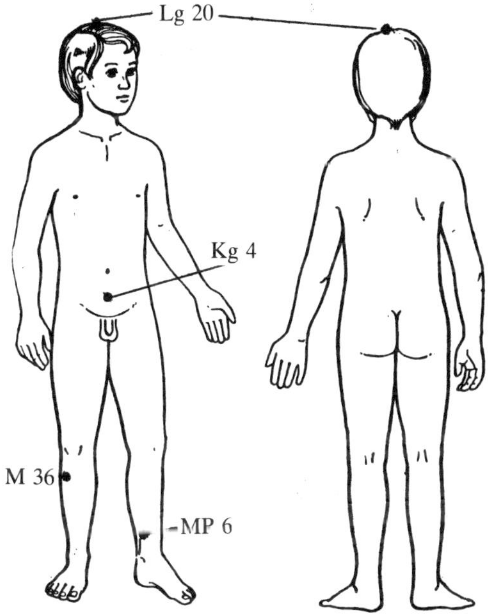
Lg 20
Kg 4
M 36
MP 6

Einnässen bei Tag und bei Nacht, Einkoten

Und wieder gibt es einen Schrecken. Ausgerechnet im Skikurs oder auf der Schullandwoche muß das passieren.

Bei 10–12jährigen kann es infolge Aufregung (auch freudig) oder Ortswechsel zum nächtlichen Einnässen kommen. Es gilt also, die Psyche wieder ins Lot zu bringen. Wir kennen bereits alle Punkte, die wir brauchen. Wir massieren am linken Handgelenk den Lampenfieber-Punkt **H 7** = auf der Haupthandfalte und die Linie an der Daumenseite des Erbsenbeins, wo sich diese beiden Linien treffen. Danach auf der rechten Seite den Punkt **KS 6** = 2 cun von der Haupthandfalte aufwärts, zwischen beiden Sehnen.

Diese beiden Punkte (einer auf jeder Seite) haben starke psychisch regulierende Wirkung und werden auch bei schlechten Träumen (oft Ursache des Einnässens) gegeben. Danach folgt **Kg 4** = am Unterbauch, 2 cun vom oberen Schambeinrand (individuell oft nicht meßbar, daher die Einteilung in 5 Teile vom Nabel und davon 2 Teile aufwärts oder 3 Teile abwärts gemessen). Danach folgt **M 36** und **Le 3.** Diese beiden Punkte kennen wir schon sehr gut (Seite 36).

Diese beruhigende Kombination führt meist sehr rasch zum Erfolg. Es genügt die Massage jeden zweiten Tag.

Sehr unangenehm ist auch das Einnässen bei Tag oder das Einkoten. Als Ursache kommen Probleme in der Schule oder mit Spielkameraden und auch Trotzreaktionen vor.

Kg 4 – **M 36** – **Le 3** sind auch in diesen Fällen meist sehr rasch erfolgreich als Soforthilfe! Wieder beachten wir den Zustand der Punkte, ob Leere oder Fülle und massieren entsprechend leicht tonisierend oder stark sedierend. Den Punkt **Kg 4** kann man in allen Fällen abends mit einer Wärmelampe 5 Minuten bestrahlen.

Menstruationsstörungen

Diese verschlimmern sich auch oft bei Orts- oder Klimawechsel. Bei heftigen Schmerzen können wir mit **Kg 4** und **MP 6** (Seite 20 und 30) und **M 36** helfend einwirken. Die Art der Massage oder Pressur hängt von

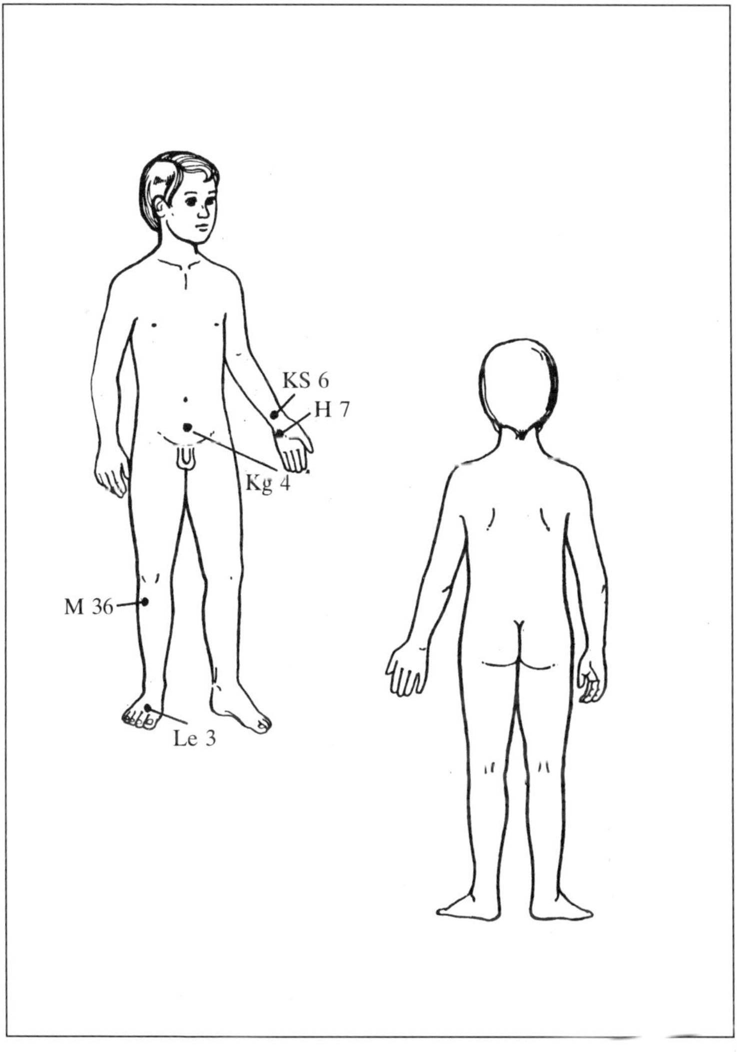

dem Zustand der Punkte ab. Bei Fülle stärker pressieren, bei Leere leichter massieren bis 30 Sekunden.

Chinesische Augenmassage

In den chinesischen Schulen wird diese Massage regelmäßig durchgeführt. Auch wir hatten auf Wunsch des Elternvereins damit begonnen. Einige Lehrer machten regelmäßig nach der zweiten Unterrichtsstunde diese Massage. Sie berichteten mir danach auch über ihre eigenen positiven Erfahrungen bis zu Leistungssteigerung.

Diese Massage erfordert sehr wenig Zeit. Es wird jeder Punkt nur 4 × leicht gedrückt, nur **G 20** etwas stärker. Die Kinder sagten danach, daß die Farben viel frischer und klarer zu sehen seien.

Menschen, die an Computern arbeiten oder lange bei der Schreib- oder Nähmaschine sitzen müssen, sollten ebenfalls diese vorbeugende Massage durchführen.

Der Punkt **G 20** wirkt entspannend auf die Nackenmuskulatur und kann dadurch Kopfschmerzen und Nackenschmerzen vorbeugen (Zervikalsyndrom). Folgende Punkte werden je viermal mäßig stark gedrückt:

B 2 = am Beginn der Augenbrauen, man tastet ein Grübchen,

Taiyang = wo sich die Verlängerung der Augenbraue und vom äußeren Augenwinkel kreuzt,

M 2 = unterhalb des knöchernen Augenrandes in der Mitte, ebenfalls in einem Grübchen,

G 20 = zwischen den beiden Sehnenansätzen unter dem Hinterhauptknochen.

Abschließend werden viermal kreisende Bewegungen um beide Augen durchgeführt.

Viel Erfolg!

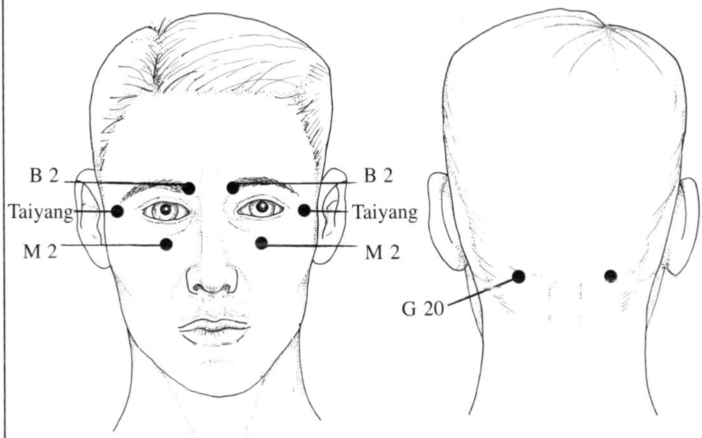
B 2
B 2
Taiyang
Taiyang
M 2
M 2
G 20

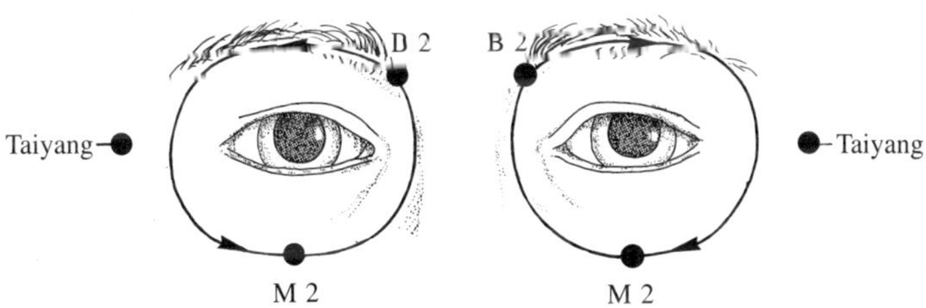
B 2
B 2
Taiyang
Taiyang
M 2
M 2

Vorbeugende regulierende Massage bei Anfälligkeit für Erkältungen

Im oberen Körperbereich regulieren wir mit **Lu 7** = wenn wir die Hände ineinander halten, zeigt der Zeigefinger genau auf den Punkt. **Di 4** kennen wir bereits sehr gut. Er liegt an der Daumenseite und Mitte des zweiten Mittelhandknochens.

Über diese beiden Punkte kommt es zum Energieausgleich von YIN und YANG. Wir massieren leicht 20–30 Sekunden. Sollte ein Punkt schmerzhaft sein d.h. er ist im Füllezustand, dann wird er sedierend stärker pressiert.

Im unteren Körperbereich haben wir ebenfalls zwei bekannte Punkte. **M 36** = 3 cun unter dem Kniegrübchen, ein starker YANG-Punkt und **MP 6** = 3 cun vom inneren Knöchel aufwärts, ein starker YIN-Punkt, denn hier kreuzen die 3 Fuß-YIN-Meridiane Milz-Niere-Leber.

Wir massieren ebenfalls je nach dem Zustand der Punkte: bei Leere nur leicht und bei Fülle stärker, 20–30 Sekunden.

Besonders bei Menschen, die viel und laut sprechen müssen, kommt es in trockenen, geheizten Räumen zu Heiserkeit und Kratzen im Hals. Hierbei wirken zwei Punkte sehr regulierend:

Di 4 – M 44. Di 4 wurde oben beschrieben. M 44 liegt ½ cun von der Zehenfalte 2./3. Zehe aufwärts.

Achtung: Nie bei eitriger Angina! Diese muß ärztlich behandelt werden, damit keine Streuung eintritt.

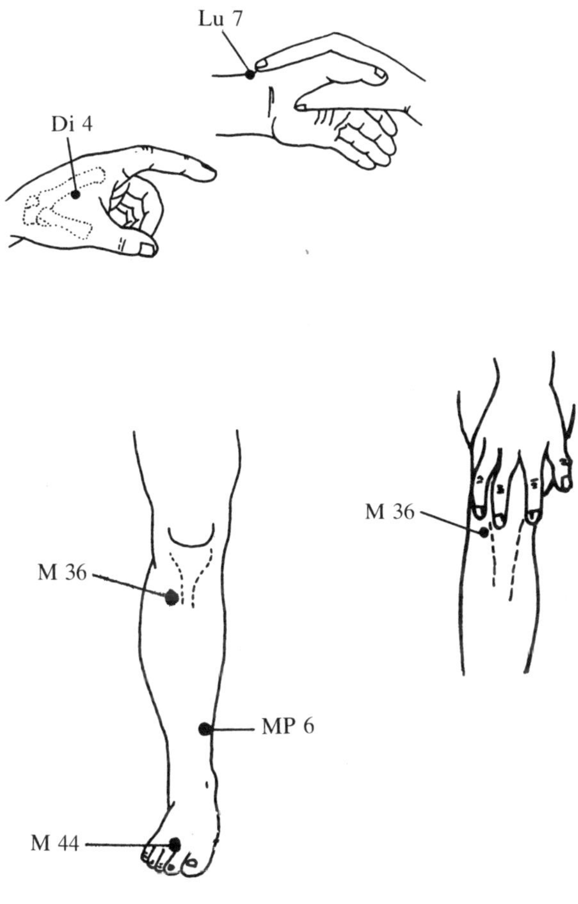
Lu 7
Di 4
M 36
M 36
MP 6
M 44

Literatur

AUERSWALD, W., KÖNIG, Georg, KÖNIG, Kurt: Ist Akupunktur Naturwissenschaft? – Teil A: Zur Theorie (Physiologie) der Akupunktur – Teil B: Zur Praxis der Akupunktur. Verlag W. Maudrich, Wien, 1982.

BISCHKO, J.: Einführung in die Akupunktur, Haug-Verlag, Heidelberg, 1984.

Essentials of chinese Acupunctur – foreign languages press, Beijing, 24 Baiwanzhuang road, 1980.

FISCH, Guido: Akupunktur, chinesische Heilkunde in der Medizin der Zukunft. W. Goldmann, München, 1973.

FISCH, Guido: Chinesische Heilkunde in unserer Ernährung. Ernährung nach den 5 Elementen und den Prinzipien der Akupunktur – Synthesis Verlag, Essen 1983.

GLEDITSCH, Jochen: Reflexzonen und Somatotopien als Schlüssel zu einer Gesamtschau des Menschen. WBV Biolog. Mediz. Verlags-GesmbH & Co KG, 1988.

KÖNIG, Georg, WANCURA, Ingrid: 100 Jahre in Gesundheit leben. Verlag W. Maudrich, Wien, 1989.

KÖNIG, Georg, WANCURA, Ingrid: Praxis und Theorie der Neuen Chin. Akupunktur, Band 3 Ohr-Akupunktur, Verlag W. Maudrich, Wien, 1987.

KUBIENA, Trude, ZHANG Xiao Ping: Taiji Quan, Pekingschule, Verlag W. Maudrich, Wien, 1991.

LITSCHAUER, Johann (Übersetzung): Zhen Jiu-Akupunktur und Moxibustion. Richard Pflaum-Verlag, München, 1974

SCHNORRENBERGER, Claus C.: Chen-Chiu, das neue Heilprinzip, Aurum Verlag, Freiburg im Breisgau, 1975.

SONNABEND, Martin: Allgemeine und spezielle Akupunktur, 35 Vorträge der Ringvorlesung, Univ. München. Mediscript Verlag, München, 1983.

TENK, Hermine: Praktikum der chines. Akupunktur und Punktmassage für die Kinderheilkunde nach einem Lehrgang in Nanking, 3. Aufl., Verlag W. Maudrich, Wien, 1994.

TENK, Hermine, HAIDVOGL, Max: Akupunktur – Praktikum für die Therapie des behinderten Kindes. 2. Aufl., Verlag W. Maudrich, Wien, 1993.

TENK, Hermine: Punktmassage für erste Hilfe und Energieausgleich, nach den Regeln der chines. Akupunktur und den Beziehungen zur Kneipptherapie. 2. Aufl., Verlag des Österr. Kneippbundes Ges.m.b.H., Leoben und Verlag Maudrich, 1993.

WEBER, Traude: Geheime Gesellschaften der Kräuter – geheimer Rhythmus der Lebensuhr, Universitätsverlag Carinthia, Klagenfurt, 1986.

Erklärung der Fachausdrücke

Allergie = heftige Reaktionen des Körpers auf äußere und innere (Nahrung) Reize: Heuschnupfen, Ekzem, Durchfall, Asthma etc.
Diagnostik = Feststellen der Erkrankung
Immunsystem = Abwehrsystem des Körpers
Laser = Light Amplification by Stimulated Emission of Radiation d.h. Lichtverstärkung durch induzierte Emission von Strahlung
Sedieren = beruhigen
Spasmus = Verkrampfung
Therapie = Behandlung
Tonisieren = anregen
Veg. NS = Vegetatives Nervensystem (Sympathikus und Parasympathikus)
ZNS = Zentralnervensystem

Akupressur = Punktmassage = Vibration oder Druck auf den AP-Punkt
AP + Mox. = Akupunktur + Moxibustion = Stechen und Brennen
Ashi-Punkt = körpereigener Schmerzpunkt (individuelle Schmerzstelle)
Meridian = unsichtbare, aber elektrisch meßbare Leitlinie
Qi = fließende Energie oder funktionelle Aktivität in den Meridianen
Qi Gong = langsame rhythmische Bewegungen mit Atemtechniken = Meditation in Bewegung, das Qi bewegen.
Taiji Quan = Schattenboxen = langsame, konzentrierte Bewegungen
TCM = traditionelle chinesische Medizin
YANG = plus, Tag, Flut, außen, oben, Bewegung, Funktion, Mann
YIN = minus, Nacht, Ebbe, innen, unten, Ruhe, Organ, Frau

Naturfunktionskreis der 5 Elemente

Im menschlichen Organismus

Elemente	Zang YIN	Fu YANG	Sinnes-organe	Gewebe	Körper-flüssigkeit	Gemüts-bewegung	Ge-schmack
Holz	Leber	Galle	Auge	Nerven Sehnen Muskel	Tränen	Zorn Ärger	sauer
Feuer	Herz	Dünnd.	Zunge	Blut Gefäße	Schweiß	Freude	bitter
Erde	Milz P.	Magen	Mund	Muskel-ernährung	Ödeme	Denken Grübeln	süß
Metall	Lunge	Dickd.	Nase	Haut Haare	Schleim	Trauer	scharf
Wasser	Niere	Blase	Ohr	Knochen Zähne	Speichel	Angst	salzig

In der Natur

Elemente	Biolog. Entwicklung Natur	Mensch	Farbe	Jahreszeit	Klimat. Faktor	Orientierung
Holz	Keimung	Geburt	grün	Frühling	Wind	Ost
Feuer	Wachstum	Wachstum	rot	Sommer	Hitze	Süd
Erde	Reifung	Wandlung	gelb	Spätsommer	Feuchtigkeit	Mitte
Metall	Ernte	Rückbil-dung	weiß	Herbst	Trockenheit	West
Wasser	Aufbe-wahrung	Stillstand Tod	schwarz	Winter	Kälte	Nord